中药发酵技艺
传承与发展

主审 金世元　　**主编** 翟华强　宋　玉

人民卫生出版社
·北京·

图书在版编目（CIP）数据

中药发酵技艺传承与发展 / 翟华强，宋玉主编 .—
北京：人民卫生出版社，2023.12
ISBN 978-7-117-35693-0

Ⅰ.①中…　Ⅱ.①翟…②宋…　Ⅲ.①中药炮制学
Ⅳ.①R283

中国国家版本馆 CIP 数据核字（2023）第 225770 号

人卫智网	www.ipmph.com	医学教育、学术、考试、健康，
		购书智慧智能综合服务平台
人卫官网	www.pmph.com	人卫官方资讯发布平台

中药发酵技艺传承与发展
Zhongyao Fajiao Jiyi Chuancheng yu Fazhan

主　　编：翟华强　宋　玉
出版发行：人民卫生出版社（中继线 010-59780011）
地　　址：北京市朝阳区潘家园南里 19 号
邮　　编：100021
E - mail：pmph @ pmph.com
购书热线：010-59787592　010-59787584　010-65264830
印　　刷：北京顶佳世纪印刷有限公司
经　　销：新华书店
开　　本：710×1000　1/16　印张：11
字　　数：169 千字
版　　次：2023 年 12 月第 1 版
印　　次：2023 年 12 月第 1 次印刷
标准书号：ISBN 978-7-117-35693-0
定　　价：59.00 元

打击盗版举报电话：010-59787491　E-mail：WQ @ pmph.com
质量问题联系电话：010-59787234　E-mail：zhiliang @ pmph.com
数字融合服务电话：4001118166　E-mail：zengzhi @ pmph.com

中药发酵技艺

国宝华章传承

癸卯年夏

金世元

国医大师金世元题词

《中药发酵技艺传承与发展》
◇ 编委会 ◇

主　审　金世元

主　编　翟华强　宋　玉

副主编　张　囡　陈雅芳　李焕芹　温　剑　谢宇端　尚　琪
　　　　万小青

编　委（按姓氏笔画排序）

　　　　万小青（贵州万胜药业有限责任公司）

　　　　王元亮（贵州万胜药业有限责任公司）

　　　　勾江红（贵州万胜药业有限责任公司）

　　　　代明俊（贵州万胜药业有限责任公司）

　　　　刘　越（北京中医药大学）

　　　　刘春宇（北京市朝阳区孙河社区卫生服务中心）

　　　　孙茜茜（北京中医药大学）

　　　　李　林（贵州万胜药业有限责任公司）

　　　　李易轩（北京中医药大学）

　　　　李周平（贵州万胜药业有限责任公司）

　　　　李焕芹（首都医科大学附属北京中医医院）

　　　　杨　敏（贵州万胜药业有限责任公司）

　　　　杨龙静（贵州万胜药业有限责任公司）

　　　　杨宛君（北京中医药大学）

　　　　岑　凤（贵州万胜药业有限责任公司）

　　　　宋　玉（贵州万胜药业有限责任公司）

　　　　张　囡（北京中医药大学）

　　　　张　强（遵义市产品质量检验检测院）

🌀 前言

中医药发展是国家战略。国家近年先后出台《中共中央 国务院关于促进中医药传承创新发展的意见》《关于加快中医药特色发展的若干政策措施》《"十四五"中医药发展规划》《中医药振兴发展重大工程实施方案》等重要文件,中医药发展正迎来春天。习近平总书记指出:中医药学凝聚着深邃的哲学智慧和中华民族几千年的健康养生理念及其实践经验,是中国古代科学的瑰宝,也是打开中华文明宝库的钥匙。"中西医并重"的国策为中医药事业的发展开拓了先机,党和国家领袖的厚重期许为中医药事业的发展强化了话语权。未来,我们更应该坚定中医药文化自信,深化中医药基础理论研究,协同合作、积极探索,谱写中国特色医药学发展进步的新篇章。

"两个一百年"的历史交汇点,是中华民族伟大复兴的历史新起点,代表着万象更新,卫生健康事业大发展和新机遇的到来,也代表着中医药紧随着"中西医并重"的国策迎接新纪元的到来,我们要主动自觉地去迎接,为人类生命健康做出新贡献。发酵是中药炮制内容的重要组成部分,研究中药发酵的传承与发展具有重要的现实意义和科学价值。中药发酵起源于我国古老的酿酒行业。早在6000多年前,即新石器时代的仰韶文化早期,我国就已经开始酒的酿造。而现代中药发酵技术经历了从固体发酵到液体发酵、从杂菌发酵到纯种发酵、从单菌种发酵到复合菌种发酵的过程,这是在继承传统中药发酵炮制方法的基础上,结合现代微生态学、生物工程学、发酵工程等学科形成的中药现代化制药新技术。中药发酵在传承古代精华的同时进行了技术融合与创新,有利于加快推进中医药的现代化、产业化与标准化。

本书在编写过程中得到了各参编单位领导的高度重视与支持,并承蒙我国中药学学科创始人之一、国家级非物质文化遗产代表性传承人、国医大师金世元题字推荐。本书的出版得到了国家自然科学基金项目（No.82374055）、北京市中医药科技发展资金规划项目（No.JJ2018–38）以及北京中医药薪火传承"3+3"工程金世元名老中医工作室立项资助。诸多学者参加本书的编写、校对、整理工作，谨此一并致谢！

古人云："校书如扫落叶，旋扫旋生。"我们虽勉力而为，但疏漏难免，抛砖引玉，敬祈方家教正。

《中药发酵技艺传承与发展》编委会

2023 年 5 月

目录

上篇　传承篇

中篇　发展篇

下篇　创新篇

上篇

传承篇

第一章
食品发酵的历史源流

发酵的概念最早起源于酿酒，自古以来就作为一种食品贮藏与加工的方法。"发酵"原指一种轻度发泡或者沸腾的状态，发泡被认为是由于糖在转化过程中释放出二氧化碳气体。随着人们对发酵认识的不断增加，发酵的概念也逐渐成熟。从生理学和生物化学的角度看，发酵应理解为在缺氧状态下糖类的分解。而在发酵工业上，发酵则是利用微生物的代谢活动，通过生物催化剂（微生物细胞或酶）将有机物质转化为产品的过程。

食品发酵作为一类重要的食品加工技术，是指在一定的培养条件下，利用微生物将食品原料转化生成新的食品类型或饮料的过程。这种类型的食品总称为"发酵食品"。发酵食品是一类色、香、味、形等调和的特殊食品，它是食品原料（包括本身的酶）经微生物作用所产生的一系列特定的酶所催化的生物，其形成的过程包括由原料降解的分解作用，以及推动生物合成过程所必需的各种化学反应。

一、食品发酵的理论萌芽期

自然发酵时期

发酵现象很久以前就被人类认识，虽然那时人们尚未认识到发酵的本质，但是已经利用自然发酵现象开展了各种形式的食品发酵生产活动。由 *The Times of Israel* 公开发表的文章 "13,000-year-old brewery discovered in Israel, the oldest in the world" 中记载：人类大概在13000年以前进行糖类的发酵，这是目前能找到的最早的酿造起源。

考古专家于2018年分析了在以色列的Raqefet洞穴，表明纳吐夫人在约13000年前用野生小麦和大麦酿造啤酒。根据出土于伊朗扎格罗斯山脉的陶片，相关学者推测在公元前5400—前5000年左右，伊朗北部地区的人们就掌握了将葡萄发酵酿造成葡萄酒的技术。公元前4000—前3000年左右，古埃及人已熟悉酒、醋和面包的发酵方法。公元前2500年左右，古巴尔干人开始利用发酵技术制作酸奶。哥伦布首次抵达美洲新大陆时，曾经发现当地的印第安人已经在饮用由玉米发酵制成的烧酒。

张居中教授联合美国宾夕法尼亚大学的麦克加文（Patrick E. McGovern）考证贾湖遗址文物上的残留成分，推断出我国劳动人民在公元前7000—前5800年左右已经掌握了酿酒技术，但在当时发酵酒还不作为饮品使用，一直到公元前5000年左右才开始饮用。可见，食品发酵技术源于酿酒，远早于文字的出现，源远流长。

在龙山文化遗址（距今约4000年，位于山东省济南市章丘区）中，考古工作人员发掘出许多盛酒的陶制器皿，发现发酵酒当时在人们的生活中已较为普遍。《尚书》中记载"若作酒醴，尔惟曲糵"，意思是说：要酿酒，须用曲糵。曲是由谷物发霉而成，糵就是发芽的谷物，这说明当时人们已用曲和糵酿酒。春秋战国时期，人们就已经掌握了制酱和酿醋的技术。邢旺兴等的《红曲考证》记载我国利用红曲菌的历史悠久，从汉代起就用其制曲。汉末王粲诗赋《七释》中有"西旅游梁，御宿素粲，瓜州红麴，参糅相半，软滑膏润，入口流散"，这证明当时人们就已发现了红曲，并用它做红饭或腐乳。北魏的贾思勰所著《齐民要术》一书中，我国传统食品发酵技术的记载占据着极为重要的篇幅，后世乃至现代的一些发酵技术都主要参考此书。

人类利用微生物发酵生产食品已有数千年的历史，但在远古时期的生产活动均为自然发酵，人类不仅尚未认识微生物，而且对于发酵的过程也尚未完全认识。此时期的发酵生产活动全依靠经验，发酵体系中有多种微生物共存，属于非纯种培养，发酵产品易被杂菌污染。

二、食品发酵的技术探索期

（一）纯培养技术时期

随着物理学、化学、生物学等自然学科的不断发展，人们才逐渐认识到食品发酵的内在机制，开始弄清发酵的本质，并尝试改进自然发酵工艺，发酵理论与发酵技术正式开始发展。

17世纪后叶，列文虎克成功用自制的手磨透镜制成了世界上第一台显微镜，通过对雨水、牙垢及腐败食物残渣的观察发现了微生物的存在。列文虎克利用显微镜观察菌体的形态使人们对微生物的研究成为可能。

19世纪中叶，法国著名微生物学家巴斯德发现乙醇发酵是由酵母引起的，证明了发酵原理，指出发酵现象是微生物进行的一种化学反应。随后他又指出所有的发酵都是微生物作用的结果，不同类型的发酵，是由形态上可以区别的各种特定的微生物所引起的。这一发现不仅对传统的食品发酵生产活动给予了科学的解释，也为人们利用微生物及其发酵过程提供了理论基础。

19世纪末，德国细菌学家科赫发明了固体培养基，创建了纯种微生物的分离和培养技术，这为人为控制发酵过程以及生产不同发酵产品奠定了基础。

此后，各种微生物的纯培养技术不断获得成功，人类靠智慧逐渐学会了对微生物的控制，把单一的微生物菌种应用于各种发酵产品中，在产品防腐、产量提高、质量稳定等方面起到了重要作用，推动了发酵技术的工业化发展。丹麦科学家Hansen分离出单个酵母细胞，发明了啤酒酵母的纯培养技术，率先在啤酒行业实现了大规模的工业化生产。德国科学家汉逊基于形态学使用连续稀释分离了酵母细胞，并展示了不同的下面和上面发酵罐的纯培养，这种纯种发酵技术开始在啤酒中得到推广，开始了独特的、可复制的工业发酵。

这一时期的发酵产品主要是一些厌氧产品和好氧产品，如乳酸、面包酵母、乙醇、丙酮、丁醇、淀粉酶、蛋白酶、柠檬酸等，均为表面培养。单种微生物分离和纯培养技术的建立，使人类从利用自然界的微生物进行混合发酵过渡到利用单一菌种进行纯种发酵。这与传统的自然发酵截然不同，是食品发酵技术发展的第一个转折点。但由于受到发酵设备制约，且发酵类型多为厌氧发酵，发酵方式主要为固体发酵，工艺简单，生产规模小，是近代发酵工业发展的雏形。

（二）通气搅拌深层发酵技术时期

纯培养技术的发展极大地扩大了发酵生产的规模，使其开始由作坊式向工业化发生转变。纯培养技术主要用于厌氧发酵和表面发酵，这种发酵方式在进一步扩大发酵时会出现发酵时间延长、占地面积大等问题。

20世纪40年代，借助青霉素发酵生产的成功及抗生素工业的兴起，研究者们研制并不断改进大型通气搅拌发酵设备，同时也开发出许多新的发酵工艺，这为其他发酵产品如酶制剂、维生素、有机酸、氨基酸等的生产提供了基础。第二次世界大战期间，人们对青霉素的需求量极大，而早期的青霉素生产均采用表面发酵培养法，这种方法产量较低。出于对青霉素实现大规模生产的迫切需要，在借鉴丙酮、丁醇的纯种厌氧发酵技术的基础上，人们成功建立起深层通气培养法及一整套培养工艺，包括向发酵罐中通入大量无菌空气、通过搅拌使空气均匀分布、培养基的灭菌和无菌接种等技术，使微生物在培养过程中的温度、pH值、通气量、培养物的供给都受到严格控制。这些技术极大地促进了食品发酵工业的发展，各种有机酸、酶制剂、维生素、激素等都可以借助好氧发酵，从而开始走上大规模产业化的道路。

这一时期是发酵技术的划时代飞跃时期，食品发酵工业从昔日厌氧发酵为主的工艺转变为深层通风发酵为主的工艺，可称为食品发酵技术发展的第二个转折点。在这一阶段，发酵技术的主要特点是采用深层培养技术，增殖时间短，产量高。但这一时期的发酵技术主要还是依赖对外界环境因素的控制来达到目的，远远不能满足人们对发酵产品的需求。

三、食品发酵的技术发展期

（一）代谢控制发酵时期

随着基础生物科学，如生物化学、酶化学、微生物遗传学等的快速发展，以及分析方法和分离技术的发展，人们对微生物的代谢途径有了进一步的了解，开始利用代谢调节手段选育微生物菌种和控制发酵条件。在根据产物分子结构、生物合成途径和调控机制设计菌种代谢途径的同时，结合传统诱变育种获得所需菌种，可以提高相应产品的产率。大多数发酵产品并不是微生物代谢的末端产物，而是微生物代谢的中间物质，合成、积累这些物质，需要解除它们的代谢调控机制。

1956年，日本协和发酵公司利用自然界存在的野生生理缺陷型菌株成功地进行了谷氨酸的发酵生产，继而掀起了氨基酸发酵研究的热潮，这是一种基于代谢控制的新型发酵技术。日本木下祝郎博士等人利用遗传学的方法或生物化学方法，人为地在DNA分子水平上改变和控制微生物的代谢途径，使得有用的目的产物大量生成、积累，并正式提出了"代谢控制发酵"的概念。其关键在于对微生物合成代谢网络的调节和控制，打破原有代谢调控机制的限制，使之按照人类需要的方向发展。代谢控制发酵理论的建立和应用，为微生物工业发酵的理论和实践发展做出了重大贡献，使发酵向着高度人为控制的方向转移。

1960—1970年是代谢控制发酵技术应用的鼎盛期，几乎所有的氨基酸和核苷酸物质均可采用发酵法生产。通过加强对发酵菌株的研究，获得了许多氨基酸高产菌株。目前，发酵企业广泛采用的补料分批发酵技术，可以有效地减少发酵过程中培养基黏度升高引起的传质效率降低、降解物的阻遏和底物的反馈抑制现象，很好地控制代谢方向，延长产物合成期和增加代谢物的积累。所需营养物的限量补加，常用来控制营养缺陷型突变菌株，使代谢产物积累达到最大。氨基酸发酵中采用这种补料分批技术最普遍，实现了准确的代谢调控，更有利于菌体合成产物，达到较大幅度提高产量的目的。

这一时期，以微生物代谢控制发酵技术为主要特征，形成了较完整的利用微生物发酵的工业化生产体系，是食品发酵工程的第三个转折点。

（二）发酵原料开拓时期

在这个时期，微生物发酵原料发生转变，由原来单一性碳水化合物向非碳水化合物过渡和转化，发酵工业得到迅速发展。

传统的发酵工业是以谷物、蔬菜等农产品为糖基发酵原料。随着代谢控制发酵技术的发展，发酵产品的应用越来越广泛，发酵工业急需大量的粮食及农副产品作为发酵原料。20世纪60年代初期，为解决这一问题，生物学家开始对发酵原料的多样化开发进行研究，利用烷烃、天然气、石油等进行发酵。粮食生产工业化是应对当前世界粮食短缺问题的最理想的途径之一，以石油微生物和菌体生产人类食物是它的良好开端，且石油化工副产物是优良的发酵原料，在降低成本方面有极大的优势。研究石油及其馏分产物代替发酵工业用粮，具有极为重要的意义。

单细胞蛋白的发展和应用，已经成为全球广受关注的食品创新领域。许多企业和组织将业务聚焦于单细胞蛋白生产，将其转化为更可口、更营养的食品原料，正不断丰富和改善人类的食品。由于单细胞蛋白具有良好的组织成形性，可将其用于生产"人造肉"等新食品。Marlow Foods公司在1985年推出了利用真菌 *Fusarium venenatum* 制成的单细胞蛋白产品Quorn，该产品主要用于生产香肠肉饼、即食汉堡等。目前以正烷烃为原料生产的单细胞蛋白的安全性有待深入研究，但采用甲醇、醋酸甲烷、氢气等原料也可以生产单细胞蛋白。发酵原料不仅能够制造单细胞蛋白，而且还可从这些原料发酵生产各种发酵产品。因此，在发酵原料方面，发酵技术又有了大的飞跃。

此外，纤维质原料在自然界来源广泛，稻草、玉米、高粱、小麦秸秆、油茶籽饼粕是产量较大的纤维质原料，将其用来发酵生产乙醇是解决未来能源危机的有效办法，采用工程菌进行发酵是该研究领域主要的研究方向，但如何低成本、低能耗、轻污染、工艺简单地转化为乙醇，还有很大的发展和研究空间。

四、食品发酵的技术成熟期

基因工程时期

20世纪70年代发展起来的DNA重组技术，使发酵技术进入了一个崭新的发展阶段。发酵工程、细胞工程和基因工程相辅相成，使发酵工业发生了革命性的变化。

首先，通过细胞融合技术可以得到许多具有特殊功能和多功能的新菌株，再通过常规发酵得到许多新的有用物质。例如，植物细胞的融合可以得到多功能的植物细胞，通过植物细胞培养生产保健品和药品。

近年来得到迅猛发展的基因工程技术，可以在体外重组生物细胞的基因，并克隆到微生物细胞中构成工程菌。利用"基因工程菌"能够生产自然界一般微生物不能合成的产物，如胰岛素、干扰素等，拓宽了发酵工业的使用范围。利用基因重组技术，可培育出新的酿酒酵母菌株，改进传统的酿酒工艺，并使之多样化。例如，通过插入糖化酵母和曲霉的糖化酶基因以及芽孢杆菌的α-淀粉酶基因，来增强啤酒酵母发酵低聚麦芽糖的能力，可使酿酒原料大麦汁中低聚麦芽糖的残留量降低，提高原料利用率，并且使啤酒风味更纯正。同时由于α-淀粉酶，可直接发酵淀粉，省去了酿酒工艺中的糖化工序，节省能源，缩短生产周期，推进了啤酒生产技术的革新。根据乳制品发酵菌株遗传不稳定的分子本质，应用基因重组技术，把参与乳制品发酵作用的重要质粒基因，整合到菌株的染色体基因组上，染色体基因组作为遗传物质可稳定遗传，发生质粒丢失的可能性很小，这样便能够培养出性能稳定的工程菌株。用同样的方法可以构建抗噬菌体的菌株，分离40MD质粒上抗噬菌体感染的抗性基因，转移到发酵工程菌的基因组中，该基因表达产生的脂磷壁酸黏附在细胞表面，使得噬菌体无法与细胞表面的受体结合从而失去感染能力。因此，通过基因重组技术可以构建出性能稳定且又能抗菌的新型发酵工程菌株。采用基因重组技术改造原有菌株，无疑给乳制品发酵业带来了新发展。

发酵技术已经不再是单纯的微生物的发酵，目前已扩展到植物和动物细胞领域。随着转基因动植物的诞生，发酵设备——生物反应器也不再是传统意义上的钢铁设备，昆虫的躯体，动物细胞的乳腺，植物根茎、果实细胞等都可以看作是一种生物反应器。因此，基因工程、细胞工程、酶工程、生化工程等使得传统的发酵工业开始向着生物技术工业发展，成为现代生物技术的重要组成部分。

现代发酵工程以基因工程的诞生为标志，以微生物工程为核心内容，以数学、动力学、化工原理等为基础，通过计算机实现发酵过程自动化控制，使发酵过程的工艺控制更为合理，相应的新工艺、新设备也层出不穷。随着生物化学和分子生物学的进一步发展，基因工程在食品发酵工业中的应用日益广泛，极大地促进了食品发酵工业的发展，也为人类最终解决食物短缺问题带来了希望。

（曾凤萍　宋　玉　刘　越　刘春宇　熊　利）

第二章
生物发酵的历史源流

　　生物发酵工程是生物工程的一个重要组成部分，是指将微生物学、生物化学、化学工程学的基本原理有机结合起来，采用现代工程技术手段，利用微生物或有活性的离体酶的某些特定功能，为人类生产有用的生物产品，或直接把微生物应用于某些工业生产过程的一种新技术，也是一门利用微生物的生长与代谢活动来生产各种有用物质的工程技术，又称为微生物工程。

　　发酵工程是生物技术产业化的基础和关键技术，其内容包括：菌种选育，发酵条件的优化与控制，反应器的设计，产物的分离、提取与精制。

一、生物发酵的理论萌芽期

　　随着科学技术的发展，借助化学工程，发酵实现了工业化生产，进入工业发酵阶段（近代发酵工程）。人类有意识地利用酵母进行大规模发酵生产是在第一次工业革命之后。19世纪中叶，法国葡萄酒酿造者酿造的美酒总是变酸，研究发酵作用机制的巴斯德提出："一切发酵过程都是微生物作用的结果，发酵是没有空气的生命过程，微生物是引起化学变化的作用者。"不仅科学地解释了过去食品发酵加工过程，而且为之后发酵过程的研究提供了理论基础，促进了生物学和工程学的结合。此理论的提出，为生物工程奠定了理论基础，开启了19世纪发酵工程的序幕。

　　1846年，酵母在欧洲首次实现工业化生产，工业生产的发酵剂也随之出现，从而提高了产品质量与稳定性，使相关产品进入商业化时代。1861年，巴斯德首次报道了微生物发酵中丁醇的生产。1897年德国的毕希纳进一步发现，即使将酵母磨碎，仍然能使糖发酵形成乙醇，并将这种具有发酵能力的物质称为酶。从此人们开始了解发酵现象的本质。19世纪后期，许多研究人员对厌氧细菌生产丁醇进行了研究。1896年，英国出现第一座用于处理生活污水的厌氧消化池，可以说是最早服务于人们的厌氧发酵反应器。

二、生物发酵的工业发展期

19世纪末20世纪初，天然橡胶的短缺激发了相关利益者对生产合成橡胶的兴趣，启动了通过微生物发酵生产化合物的研究。

1905年，Schardinger报道了通过发酵生产丙酮。1905年德国的罗伯特·柯赫等人首先应用固体培养基分离培养出炭疽芽孢杆菌、结核芽孢杆菌、霍乱芽孢杆菌等病原细菌，并建立了一套研究微生物纯培养的技术方法。随着纯培养和卫生技术的出现，食品生产工业和微生物学蓬勃发展，许多发酵过程得到了优化。1912年，研究者开始利用梭状芽孢杆菌发酵生产丙酮、丁醇。1914年8月，第一次世界大战爆发，缺乏油脂的德国率先发明向酿酒酵母发酵醪中添加亚硫酸盐生产甘油的工艺，并大规模生产发酵甘油用以制造炸药。而英国军队需要大量无烟粉末（堇青石）来制造弹药，丙酮在这一时期被发现是用于制造堇青石的硝化纤维素的理想溶剂，这一发现刺激了丙酮、丁醇发酵工业的快速增长。丙酮、丁醇发酵是最早开发的大规模工业发酵工艺之一，重要性仅次于乙醇发酵，也是第一个进行大规模工业生产的发酵工艺，是工业生产中首次采用大量纯培养技术的工艺，之后开启了微生物纯种培养技术时代。1918年后，汽车工业迅速发展，研究者发现丁醇及其酯类衍生物乙酸丁酯是快干漆的理想溶剂。这一发现使发酵生产丙酮、丁醇的工业生产得以继续发展。20世纪20年代，开始进入乙醇、甘油和丙酮等厌氧发酵工业阶段。

1929年，英国科学家弗莱明在霉菌污染的细菌培养平板上观察到抑菌圈的形成，发现了青霉素。1942年，青霉素正式进入工业化生产，两年后实现大规模的量产。这代表发酵技术已经从过去的以厌氧发酵为主的工艺发展至以深层通风发酵为主的工艺，并形成了相配套的工程技术，如大量无菌空气的制备技术、中间无菌取样技术、设备的设计技术等。因此，可以说青霉素的量产是生物工程技术的一次划时代飞跃，也是发酵工程的跨时代进步。20世纪40年代，厌氧发酵反应器向高效、可加温、可搅拌的消化池方向发展，与19世纪的腐化池相比，具有明显的优势。青霉素的工业化生产技术，使得有机酸、维生素、激素等物质都得到大规模发酵生产。

1944年，在对牛瘤胃中降解纤维素的微生物进行研究时，研究者Robert E. Hungate利用其开发的旋转管使厌氧菌的培养成为可能，旋转管方法也帮助科学家们首次分离到了与人类相关的厌氧菌。20世纪50年代，氨基酸发酵工业成为生物技术产业的又一个成员，实现了对微生物代谢的人工调节，进入以微生物代谢控制发酵技术为主要特征的阶段。1950年，Robert E. Hungate发明亨盖特滚管技术，推动了厌氧菌的分离和培养，是研究厌氧微生物的极为有效的技术。1953年，美国科学家沃森和英国科学家克里克共同提出了DNA分子双螺旋结构模型，标志着生物科学的发展进入分子生物学阶段。1955年，Schroepter提出了采用污泥回流技术，即在消化池后设置沉淀池，将沉淀池内的污泥回流至消化池，开创了厌氧接触工艺，促进了第一代厌氧发酵反应器的发展。1957年，日本成功实现用微生物生产谷氨酸。如今20多种氨基酸都可以用微生物发酵法生产，如缬氨酸、赖氨酸、鸟氨酸等。目前，代谢控制发酵技术已经广泛应用于核苷酸、有机酸和部分抗生素的生产中。

20世纪60年代，生物技术产业增加酶制剂工业这一成员。由于20世纪初新油田的发现以及化学合成等技术的发展，在20世纪60年代初通过梭状芽孢杆菌生产丙酮和丁醇的发酵工业受到冲击，几乎完全消亡。1967年，J. C. Young和P. L. McCarty发明厌氧滤池，使厌氧发酵反应器得以改进，进入第二代厌氧发酵反应器的研究阶段。

三、生物发酵的技术成熟期

20世纪70年代，基因工程、细胞工程等生物工程技术的发展，使发酵工程进入了定向育种的新阶段。燃料危机、能源问题的突出，使研究者将目光从化学合成领域转移至发酵工程中。人口迅速增长带来的粮食短缺问题，使研究方向从碳水化合物发酵转为非碳水化合物发酵。20世纪80年代，微生物学家开始利用数学、动力学、化工工程原理、计算机技术对发酵过程进行综合研究，更为合理地控制发酵过程。

随着重组DNA技术的发展，人们能够控制和改造微生物，定向培育出更具特色的菌株，使这些微生物更好地为人类服务，生产出更多样化的产品，发酵工程进入了现代发酵工程阶段。随着深层通气发酵法的广泛应用，工程师结合空气动力学、流体动力学等知识设计出具有出料补料口、接种口、传热通风设备的大型发酵罐——机械搅拌式发酵器，随后又开发出通风搅拌式发酵罐。随着工业自动化水平的不断提高，微机被引入发酵系统，实现了对发酵过程的自动记录和自动控制。在这一时期，荷兰Paques公司开发了厌氧内循环反应器，Bachman和McCarty开发了厌氧折板式反应器，加拿大人Guiot开发了厌氧上流污泥床过滤器等，标志着第三代厌氧发酵反应器迈入了研究的阶段，微生物和基质在较高的升流速度和搅拌作用下充分接触，有机负荷和处理效率大幅度提升。

20世纪90年代，基因工程大量被引入到发酵工业中。这一阶段，研究者热衷于鉴别微生物群落。1996年，研究人员开始利用基因测序的方法对与人类相关的微生物群落进行鉴别，首次出现了不同于培养的微生物群落鉴别方法。

21世纪的发酵工程研究主要集中在开发可再生能源、生物质废物的回收利用、发酵食品与安全、食品与疾病的关联、菌株改良、发酵工业智能化的优化等方面。工业生物技术培养方法由过去的单一微生物菌株培养向共培养发酵发展，生产出的产品有散装化学品、酶制剂、食品添加剂、抗微生物物质、微生物燃料电池等。基因组学等技术的发展使更多菌株能被溯源、分类和定向改造。同时，发酵反应器的改造向生物膜方向发展，例如厌氧膜生物反应器。

因此，此时期的发酵工业生产向系统、发酵平台、智能控制方向发展。2017年，CRISPR/Cas9系统迅速成为大多数生物基因组编辑的首选方法，有助于在工业生产中实现快速功能分析和菌株开发。系统生物学和合成生物学结合，越来越多地用于检查和调节复杂的生物系统。系统生物学主要用于检查一系列微生物系统在生物反应器中对营养物质、溶解气体和其他压力波动的反应。合成生物学主要用于评估和调节菌株反应，并设计菌株以提高产量。此外，工业发酵系统、数学模拟、数学模型等的发展，促进了发酵系统模拟的改进。

（孙茜茜　宋　玉　李焕芹　勾江红　代明俊）

第三章
中药发酵的历史源流

发酵法是中药炮制内容的重要组成部分，也被称为第一代生物技术。传统发酵炮制通常指有氧条件下的自然发酵，一般按需要将其他提取物或辅料加至处理过的药材或饮片中，在一定的温度和湿度下，使原料发泡、生衣，这种发酵属于固体发酵方法。现代的中药发酵定义为，采用发酵工程技术处理中药材（主要是植物药材）及其活性成分，制备具有更高药学活性的次生成分或稀有成分，或制备具有更高活性成分含量的中草药。中药发酵不仅能够有效提高中药中活性成分的生物利用度，改善中药的起效速度，而且是除去中药制剂中大分子杂质、避免毒副反应的有效方法。

一、中药发酵的理论萌芽期

中药的发酵炮制方法起源于我国古老的酿酒行业。早在6000多年前，即新石器时代的仰韶文化早期，我国就已经开始酒的酿造。中药发酵的历史萌芽期应为夏商周至南北朝时期。《素问·汤液醪醴论》载："帝曰：上古圣人作汤液醪醴，为而不用，何也？岐伯曰：自古圣人之作汤液醪醴者，以为备耳，夫上古作汤液，故为而弗服也。中古之世，道德稍衰，邪气时至，服之万全。"此时医师已认识到酒可用于防病治病，具有祛邪的功效。此外，《黄帝内经》中记载几种药酒。如左发角酒治疗"尸厥"，鸡矢醴治疗鼓胀等，这一时期的酒均由谷物发酵制成。酒作为"药引""媒介"广泛应用于中医药。

东汉末年张仲景所著的《金匮要略》中首次记载了曲、香豉（今之豆豉）的药用。如《金匮要略·血痹虚劳病脉证并治》中关于薯蓣丸的记载："虚劳诸不足，风气百疾，薯蓣丸主之。……薯蓣三十分，当归、桂枝、曲、干地黄、豆黄卷各十分，甘草二十八分，人参七分，川芎、芍药、白术、麦门冬、杏仁各六分，柴胡、桔梗、茯苓各五分，阿胶七分，干姜三分，白敛二分，防风六分，大枣百枚为膏。"《伤寒杂病论》中载有栀子豉汤方、栀子甘草豉汤方、栀子生姜豉汤方，这些方中均应用了豆豉一药。

汉晋前后，发酵作为中药炮制手段出现，出现了以中药做主要原料的药曲。《齐民要术》中记载了多种制造神曲的方法，其中"造神曲并酒"中载："河东神曲方：七月初治麦，七日作曲。七日未得作者，七月二十日前亦得。麦一石者，六斗炒，三斗蒸，一斗生，细磨之。桑叶五分，苍耳一分，艾一分，茱萸一分，若无茱萸，野蓼亦得用，合煮取汁，令如酒色。漉去滓，待冷，以和曲，勿令太泽。捣千杵。饼如凡曲，方范作之。"这一方法与目前药用神曲的制法最为接近，用麦加入桑叶、苍耳、艾、茱萸或野蓼等发酵而成。卷七中关于渍曲法有"过久曲生衣，则为失候；失候则酒重钝，不复轻香"的记载。卷八中记录了3种豆豉的发酵工艺，分别是：作豉法、作家理食豉法、作麦豉法。《齐民要术》中还提到"曲势"及"生衣"的概念。"曲势"意为酶活力，而"衣"则为曲料表面发酵生长出的菌丝体。由此说明，这一时期古人已经能够通过观察米料的状况判断出酶活力的变化。

魏晋时期陶弘景撰写的《名医别录》始载淡豆豉的药性与功效："味苦，寒，无毒。主治伤寒、寒热、瘴气、恶毒、烦躁、满闷、虚劳、喘吸、两脚疼冷，又杀六畜胎子诸毒。"《本草经集注》中正式记录了"豉"的炮制方法："依康伯法，先以酢酒溲蒸曝燥，以麻油和，又蒸曝之，凡三过，乃末椒、干姜屑合和，以进食，胜今作油豉也。"晋代葛洪《肘后备急方》中有关于淡豆豉的熬令黄香法。南北朝时期《雷公炮炙论》中添加焙制法炙神曲的记录："曲，凡使，捣作末后，掘地坑，深二尺，用物裹，内坑中至一宿，明出，焙干用。"且《肘后备急方》《经方小品》都有应用曲类中药的记载。

二、中药发酵的理论发展期

中药发酵的理论发展期应为隋唐至金元时期，此阶段的中药发酵方法与品种日趋丰富，药性与功效逐渐明确。

隋唐时期，《食疗本草》有关于曲"用之当炒令香"的炒黄法。《药性论》《备急千金要方》等中医药典籍中都有应用曲类中药的记载，其中《药性论》最早记载神曲的功效为"化水谷宿食、癥结积滞，健脾暖胃"。汉末王粲诗赋《七释》中有"西旅游梁，御宿素祭，瓜州红麹，参糅相半，软滑膏润，入口流散"。《食医心鉴》中增加九蒸九曝制作淡豆豉的方法，《食疗本草》中出现酒制淡豆豉"能治久盗汗患者，以二升微炒令香，清酒三升渍。满三日取汁，冷暖任人服之，不差，更作三两剂即止"的制法；此外，还有造豉汁法。《外台秘要》记载醋制淡豆豉。《新修本草》等医书中都有豆豉的记载。我国10世纪以前最大的官修方书《太平圣惠方》中有"炒微黄"（卷五十神曲丸）、"捣碎，以醋少许拌炒微黄"（卷六十七神曲丸）等炮制神曲的记载，还有"炒令烟出，微焦"法炮制淡豆豉的用药记载。《经史证类备急本草》中亦有关于神曲、豆豉的记载。

从宋代起，红曲开始入药。如《圣济总录》中记载的具有"红曲拣半两"的景天花散方可以用来治疗脾肺风毒等证。《类编朱氏集验医方》中有焙制法制红曲炭的记载，如"瓦上焙"。宋代亦始见半夏曲、百药煎、胆南星的记载。《太平惠民和剂局方》《圣济总录》等方书中有半夏曲的应用；《小儿药证直诀》中有半夏合生姜制曲法："半夏汤浸七次，切，焙干，用生姜三钱，同捣成曲，焙干。"百药煎最初常用于制革，后在《普济方》《圣济总录》中作药使用，《三因极一病证方论》二灰散中使用煅制的百药煎。此外，胆南星在宋代的研究最为广泛，各家记载因炮制方法、所用胆汁、炮制时间的不同亦有所不同。例如，现代采用发酵法制胆南星的方法可能最早来源于《圣济总录》中记载的犀角丸方用"天南星（黄牛胆内浸三宿焙，各二两）"；治中风，有方用"天南星（牛胆煮一伏时，暴干，一两）"（酿牛胆长时间阴干法与浸牛胆煮后曝干法）。《太平惠民和剂局方》中载有混合法制备胆南星："汤洗，焙，为末，用牛胆汁和作饼，焙干。"《小儿药证直诀》中记载"腊月酿牛胆中阴干百日"，认为胆南星应长期发酵，而《本草图经》中的记载"置当风处，逾月，取以合凉风丸"则支持胆南星短期发酵。此外，许叔微所著的《普济本事方》中还首次提出用羊胆制胆南星。从古至今，北方以发酵法制胆南星为主，如北京地区用生南星面与胆汁混合，发酵而成。南方以混合法制胆南星为主，如四川地区用制南星粉与胆汁拌匀，蒸制而成。

金元时期，许多中医药大家继续沿用神曲，《新编补注雷公药性赋》中载"神曲味甘，消食下气"，《汤液本草》中记载神曲"气暖，味甘，入足阳明经"，元代《活幼心书》有"煨神曲"的炮制方法。此外，《活幼心书》还有炒红曲的记载。《日用本草》中记载"红曲酿酒，破血行药势"，《丹溪心法》中丹溪青六丸中添加炒红曲。《丹溪心法》中记载："湿痰带风喘嗽者，不可一味苦寒折之，如千缗汤、坠痰丸，更以皂角、萝卜子、杏仁、百药煎、姜汁丸噙化。"但尚无百药煎的制备方法。另外，《丹溪心法》还改进了胆南星的炮制方法，"须用黄牯牛胆，腊月粉南星亲手修和，风干，隔一年用。牛胆须入三四次者佳"。

三、中药发酵的技术完善期

明清时期，很多医药学作品中都已记载所使用发酵中药的制备工艺，并且新增很多发酵中药品种，这一时期可以说是中药发酵的技术完善期，代表作是《本草纲目》。

《韩氏医通》中所述的造曲方法，在半夏曲的基础之上又新增皂角曲、竹沥曲、麻油曲、牛胆曲、开郁曲、海粉曲、霞天曲等10余种药曲。缪希雍在《神农本草经疏》云造曲法："用五月五日，或六月六日，以白面百斤，青蒿自然汁三升，赤小豆末、杏仁泥各三升，苍耳自然汁、野蓼自然汁各三升，以配白虎、青龙、朱雀、玄武、勾陈、腾蛇六神，用汁和面、豆、杏仁作饼，麻叶或楮叶包窨，如造酱黄法，待生黄衣，晒干收之。"并注明神曲"脾阴虚，胃火盛者，不宜用。能落胎，孕妇宜少食"。《雷公炮制药性解》中记载神曲"味甘性温无毒，入脾胃二经"。张景岳撰写的《景岳全书》中本草正部分记载神曲："味甘气平，炒黄入药，善助中焦土脏，健脾暖胃，消食下气，化滞调中，逐痰积，破癥，运化水谷，除霍乱胀满呕吐。"吴仪洛《本草从新》云神曲："治痰逆症结，腹痛泻痢，胀满翻胃，回乳下胎。亦治目病。"汪昂《本草备要》云神曲："治痰逆癥结，泻痢胀满，回乳，下胎，亦治目病。"清代凌奂《本草害利》云："健脾消谷，食停腹痛无虞，下气行痰，泄利反胃有藉，亦能损胎。"至于神曲的炮制方法，《普济方》中增加了枣肉制，《本草纲目》中记载酒制，《医宗金鉴》中有煮制的记载，《本草便读》记述神曲"消导炒用，发表生用"。

明代韩懋《韩氏医通》记录了半夏曲的功效及制法。曰："然必造而为曲，以生姜自然汁、生白矾汤等分，共和造曲，楮叶包裹，风干，然后入药。"《本草纲目》曰："或研末以姜汁、白矾汤和作饼，楮叶包置篮中，待生黄衣，日干用，谓之半夏曲。"《本草纲目拾遗》中更是记载了10种半夏曲的制法，包括生姜曲、矾曲、皂角曲、竹沥曲、麻油曲、牛胆曲、开郁曲、硝黄曲、海粉曲、霞天曲。《本草纲目》还记载了红曲："消食活血，健脾燥胃。治赤白痢，下水谷。……治女人血气痛，及产后恶血不尽。"建神曲始创于明清，《本草纲目拾遗》中载："共药96味，配合君臣佐使，另加12味青草、紫苏、薄荷等物，捣烂煎汤，合共108味。制为小方块，每块一两……"

此外，李时珍在《本草纲目》中详细记载了淡豆豉："豉，诸大豆皆可为之，以黑豆者入药。有淡豉、咸豉，治病多用淡豉汁及咸者，当随方法。……造淡豉法。……再蒸过，摊去火气，瓮收筑封即成矣。""黑豆性平，作豉则温，既经蒸罯，故能升能散。"《本草求真》《本草备要》中记载淡豆豉的发酵过程为"用黑大豆水浸一宿，淘净蒸熟，摊匀蒿覆，候上黄衣……再蒸，去火气，瓮收用"。《普济方》中有醋拌蒸淡豆豉的记载。

片仔癀源自明代的宫廷秘方，属于国家一级中药保护品种，由三七、麝香、牛黄、蛇胆等名贵中药经微生物发酵制成，主要功效为清热解毒、凉血化瘀、消肿止痛，具有很好的保肝、抗癌、抗炎效果。

关于百药煎，其发酵工艺最早被记载于《本草蒙筌》。陈嘉谟记录百药煎的发酵工艺为："新鲜五倍子十斤，舂捣烂细，磁缸盛，稻草盖合，七昼夜，取出复捣，加桔梗、甘草末各二两，又合一七。仍捣仍合，务过七次，捏成饼锭，晒干任用，如无新鲜，用干倍子水渍为之。"后来《本草纲目》记载百药煎的制造工艺："用五倍子为粗末。每一斤，以真茶一两煎浓汁，入酵糟四两，擂烂拌和，器盛置糠缸中罯之，待发起如发面状即成矣。捏作饼丸，晒干用。"在《濒湖医案》《笔峰杂兴》《医学入门》中均有百药煎入药。

关于胆南星的制备，明清时期沿用古人的方式，原料以牛胆汁为主，且医药大家多主张长时间炮制。例如，李时珍主张"以南星生研末，腊月取黄牯牛胆汁，和剂纳入胆中，系悬风处干之，年久者弥佳"，陈嘉谟曰

"风干过年成块"，李中梓《删补颐生微论》中记述"悬风处经年用，换胆而再经年者尤佳"，《保婴撮要》记载"来年方可用，重制二三次者尤妙"，《药性会元》云"收十年已上者，胜于牛黄"等。明代亦沿用了古人的混合法制胆南星，并在此基础上增加了辅料。如《万病回春》中增加了生姜汁，曰："生姜汤泡透，切片，姜汁浸，炒。用一两研末，腊月黑牸牛胆，将末入，搅匀，悬风处吹干，名牛胆南星。"明代晚期的医家发展了牛胆汁制胆南星的方法，如《景岳全书》中记载的抱龙丸方中采用"九制"的胆南星。清代既延续了明代的制法，在生天南星中加入其他辅料制后，再研末入牛胆，阴干，又创新地在混合法中增加了酒蒸这一炮制步骤："胆南星酒蒸七日夜"。由此可见，此阶段的医药学家对于发酵中药的使用更有心得，可以说明清时期是中药传统发酵技术的完善期。

四、中药发酵的技术成熟期

我国进入近现代以来，中药发酵步入现代发酵工艺阶段，发酵技术得到进一步的发展，日趋成熟。传统中药发酵存在菌种不纯、质量不稳定、发酵时间长、生产力低下等问题，制约着中药发酵技术的发展。利用现代发酵技术改进传统发酵技术中存在的问题，定向改变药物的性能，或根据药物之间的特性进行有目的的组合发酵，为中药产业化发展开拓了空间。

现代发酵炮制经历了从固体发酵到液体发酵，从杂菌发酵到纯种发酵，从单菌种发酵到复合菌种发酵的过程，是在继承传统中药发酵炮制方法的基础上，结合现代微生态学、生物工程学、发酵工程技术等学科形成的中药现代化制药新技术。

现代发酵炮制分为固体发酵、新型固体发酵和液体发酵三种发酵方式。固体发酵是以富含营养成分的产品为基质，再混以中药材，采用一个或多个菌种，在一定条件下进行发酵的方式。其缺点是发酵产物较难分离。新型固体发酵是采用具有一定活性成分的中药或药渣作为药性基质，替代固体发酵的营养型基质，采用一个或多个发酵菌种，在合适的条件下进行发酵的方式。药性基质既能提供发酵菌种所需的营养物质，又能在酶的作用下改变其原有的组织成分，使最终产品产生新的性味功能，因此具有双重性。液体发酵借鉴20世纪四五十年代兴起的抗生素生产工艺，将营养物质溶解在液体中制备培养基，随后接入菌种进行培养得到目标产物。其传质效率高，易实现自动化。目前大部分现代发酵炮制工艺仍以固体发酵为主，利用现代各种检测仪器监控发酵全过程。此外，单种微生物的纯培养或根据需要进行有意识的混合菌种培养是中药发酵研究的方向之一，药用真菌和益生菌的组合是目前中药微生物发酵菌种的主流。

通过现代中药发酵，不仅可以增强药效、降低毒性，还可产生新的化合物以生产创新药物。例如，红曲发酵后产生新的化合物洛伐他汀，用于治疗高胆固醇血症和混合型高脂血症，也可用于缺血性卒中的防治，冠心病的二级预防。现代中药发酵技术正向着更有效和更易控制的方向发展，如利用各种生物信息学技术定向选育优良菌种，利用各种先进设备控制发酵过程，使微生物能按照人们的要求大量改变或积累某些代谢产物。

综上所述，中药发酵技术起源于传统制曲工艺，融入了生物工程等现代技术，是传统与现代的结合。长期的历史实践证明，中药发酵技术在中药炮制方面具有独特的优势，在中药临床应用中发挥了巨大的作用。随着现代发酵工业的迅猛发展，对中药发酵技术的发酵原理、生产工艺及质量控制等方面也提出了更高要求。因此，行业研究者应在继承传统中药发酵工艺的基础上，吸收现代微生态学的研究成果，并结合发酵工程等现代生物技术进行创新，实现中药发酵技术的不断发展，积极推动中药现代化的进程。

（孙茜茜　翟华强　魏　玲　万小青　王元亮　陈　霞）

第四章

常见传统食品发酵技艺

我国传统发酵食品的原料很丰富，一般以谷物、豆类、果蔬类为主，在微生物的共同协作下，赋予了这些食品特有的香气、质地、色泽和口感，使其具有丰富的营养物质和独特的保健价值。人们日常生活中常用的酒、酱、醋、茶等就是典型的特色发酵食品。

一、酒类

发酵酒

根据酿造工艺的不同，酒可分为三类：发酵酒、蒸馏酒和配制酒。其中，发酵酒是以水果葡萄、谷物等农作物为原料，利用酵母将糖类进行分解产生乙醇而制成，因生产过程不包括蒸馏这一步骤，故乙醇浓度较低，一般为3%～18%。发酵酒富含糖、氨基酸、多肽、有机酸、维生素、核酸、矿物质等营养物质。此类酒主要包括葡萄酒、啤酒、黄酒等。

1. 葡萄酒

中国2000年以前就有了葡萄与葡萄酒，古代曾称葡萄为"蒲桃""葡桃"等。李时珍在《本草纲目》中写道："葡萄，《汉书》作蒲桃。可以造酒，人酺饮之，则醄然而醉，故有是名。"葡萄酒乙醇含量低，营养价值高，是目前饮料酒中主要的发展品种。世界上许多国家如意大利、法国、西班牙等国的葡萄酒产量居世界前列。

（1）葡萄酒酿造步骤

1）去梗：去梗就是把葡萄果粒从梳子状的枝梗上取下来。因枝梗含有特别多的单宁酸，在酒液中有一股令人不快的味道。

2）压榨果粒：酿制红酒的时候，葡萄皮和葡萄肉是同时压榨的，红酒中所含的红色色素，就是在压榨葡萄皮的时候释放出来的。

3）榨汁和发酵：经过榨汁后，就可得到酿酒的原料——葡萄汁。优质的葡萄汁是酿制优秀葡萄酒的前提，葡萄酒是葡萄汁通过发酵作用而得的产物。经过发酵，葡萄中所含的糖分会逐渐变成乙醇和二氧化碳（CO_2）。因此，在发酵过程中，糖分越来越少，而乙醇含量则越来越高。通过缓慢的发酵过程，可酿出气味芳香、口感细腻的红葡萄酒。

4）添加二氧化硫（SO_2）：要想保持葡萄酒的果味和鲜度，就必须在发酵后立刻添加SO_2处理。SO_2可以阻止由空气中的氧与葡萄酒接触引起的氧化反应。新酒在发酵后3周左右，必须进行第一次沉淀与换桶。第二次沉淀要4~6周。沉淀的次数和时间上的顺序决定了葡萄酒的口味。

（2）葡萄酒发酵工艺：原酒的生产工艺因所酿造的葡萄酒品种不同而不同，常见的有红葡萄酒、白葡萄酒、起泡酒、冰酒、脱醇酒等。

1）红葡萄原酒：红葡萄酒发酵的主要特点是浸渍发酵，即在红葡萄酒的发酵过程中，乙醇发酵作用和固体物质的浸渍作用同时存在，前者将糖转化为乙醇，后者将固体物质中的丹宁、色素等酚类物质溶解在葡萄酒中。

除梗破碎：葡萄→振动筛选台除掉杂质和小青粒→移动提升架→除梗破碎机除去果梗并破碎→集汁槽及果浆泵将破碎后的果浆搜集输送到发酵罐。

装罐：在葡萄破碎除梗后泵入发酵罐时立即进行，并且边装罐边加SO_2，装罐完后进行一次倒灌，使SO_2与发酵基质均匀混合。SO_2添加量视葡萄的卫生状况而定，一般为50~80mg/L。果胶酶可以作用于葡萄皮，促进色素、香气和丹宁等物质的浸渍过程。虽然SO_2对果胶酶作用较少，但仍要避免同时添加。果胶酶添加量为20~40mg/L。

添加酵母：将干酵母按1：10~20的比例投放于36~38℃的温水中复水15~20min，或在2%~4%的糖水复水活化30~90min制成酵母乳液，即可添加到醪料中进行发酵。酵母添加后要进行一次打循环，以使酵母和发酵醪混合均匀。

开始发酵：对发酵温度进行监控，控制发酵温度在25~30℃，每隔4~6h测定比重，连同温度记入葡萄酒原酒发酵记录表。（28~30℃有利于酿造单宁含量高、需较长陈酿时间的葡萄酒，而25~27℃则适宜于酿造果香味浓、单宁含量相对较低的新鲜葡萄酒。）发酵开始的标志为形成"帽"，伴随发酵基质温度上升。发酵过程中，需要进行倒灌及喷淋。倒灌的次数取决于葡萄酒的种类、原料质量、浸渍时间等，一般每天倒灌1~2

次，每次约1/3。这一过程一般持续1周左右的时间。

皮渣分离及压榨：测定葡萄酒的比重降至1.000及以下（或测定含糖量低于2g/L）时，开始皮渣分离。在分离后，为了保证乙醇发酵的进行，应将自流酒的温度控制在18～20℃，满罐。

苹果酸-乳酸发酵：苹果酸-乳酸发酵是提高红葡萄酒质量的必需工序。只有在苹果酸-乳酸发酵结束后并进行恰当的SO_2处理后，红葡萄酒才具有生物稳定性。为使葡萄酒风味变得更加柔和醇厚，这一发酵过程必须保证满罐、密封。结束后添加SO_2至50mg/L。

2）白葡萄原酒：白葡萄酒是用白葡萄汁经过乙醇发酵后获得的乙醇饮料，在发酵过程中不存在葡萄汁对葡萄固体部分的浸渍现象。干白葡萄酒的质量主要取决于葡萄品种的一类香气、源于乙醇发酵的二类香气以及酚类物质的含量。

除梗破碎：葡萄经过振动筛选台除掉杂质和小青粒，然后除去果梗并破碎，最后使用集汁槽及果浆泵将破碎后的果浆搜集输送到发酵罐。

压榨取汁：压榨时气囊及罐壁对物料仅产生挤压作用，摩擦作用甚小，不易将果皮、果梗及果汁本身的构成物压出，因而汁中固体物质及其他不良成分的含量少。

低温澄清及清汁的分离：果汁进入保温罐后，添加60～120mg/L的SO_2，并循环均匀。为了加快澄清和浸渍作用，可添加澄清果胶酶或用膨润土等下胶材料进行下胶处理。

乙醇发酵：分离出的清酒，迅速回升到18～20℃，添加白酒专用酵母，启动发酵。发酵过程中应随时进行感官、理化分析，并记录。

澄清及分离：发酵结束后，进行澄清。将分离出的清酒倒进储藏罐，并添加SO_2至60mg/L，密封储藏。压榨酒可单独进行处理，也可和清酒进行混合。如果酸度过高，可考虑进行苹果酸-乳酸发酵，发酵结束后添加SO_2，密封储藏。

2.啤酒

啤酒是继葡萄酒之后，最早出现在人类生活中的采用谷物酿造的乙醇饮料，是以大麦芽、酒花、水为主要原料，经酵母发酵作用酿制而成的饱含二氧化碳的低度酒。

啤酒的生产工艺主要分为制麦、糖化、发酵、灌装等阶段，生产周期为15～30天。其中，现代化的啤酒厂一般已经不再设立麦芽车间，而由专业麦芽厂完成，因此制麦部分也将逐步从啤酒生产工艺流程中剥离。

我国传统的啤酒发酵法是使用啤酒酵母，在发酵罐中进行低温、长时间的主发酵，再经贮酒罐中低温、长时间的贮酒，酿制成风味柔和、泡沫细腻、保质期较长的啤酒。啤酒的发酵过程可分为主发酵和后发酵两个时期。啤酒发酵过程，前期是有氧发酵，主要是酵母细胞的增殖，后期则是厌氧发酵，酵母细胞利用麦芽汁中的营养成分生成乙醇、杂醇油、有机酸等。其中，最影响啤酒口味的物质是双乙酰（即丁二酮），其含量是品评啤酒成熟与否的主要依据。

1）主发酵：根据发酵的表面现象，主发酵期可分为酵母增殖期、起泡期、高泡期、落泡期及泡盖形成期五个阶段。加酒花后的澄清麦汁冷却至6.5～8℃，接种酵母后，主发酵开始。酵母对以麦芽糖为主的麦芽汁进行发酵，消耗大部分可发酵性糖和可同化性氮，产生乙醇和CO_2，一般需6～8天。

2）后发酵：又称贮酒，目的是完成残糖的最后发酵，饱充CO_2，增加啤酒的稳定性，充分沉淀蛋白质，澄清酒液，还原双乙酰，消除嫩酒味，促进成熟，降低氧含量。将主发酵后的嫩酒送至后酵罐称下酒，在下酒过程中应从贮酒桶底将酒液引入罐，避免酒液过于翻动而吸氧过多，减少CO_2损失。下酒后先开口发酵，防止CO_2过多而致酒沫涌出，2～3天后封口。

3. 黄酒

黄酒是用谷物作原料，用麦曲或小曲做糖化发酵剂制成的酿造酒。在南方，普遍用稻米为原料（糯米为最佳原料）酿造黄酒。黄酒色泽澄黄，清亮透明，具有独特的浓郁香气，营养成分丰富，乙醇含量为15%～16%（体积分数），属于低度酒。黄酒富含氨基酸，其中赖氨酸的含量比啤酒、葡萄酒等其他酿造酒高出许多，适量饮用对身体有一定好处。除了可以直接饮用外，在日常生活中，也可用作烹调菜肴时的调味料或解腥剂以及浸泡中药材的溶剂。

黄酒发酵工艺一般分为淋饭法、摊饭法、喂饭法等。

（1）淋饭法

淋饭法是用清洁冷水淋冷蒸熟的米饭，再接种发酵制得黄酒。各类大米均可作为生产原料，根据米质调整浸米和蒸煮方法，务必使米饭达到浸透、蒸熟和充分糊化的程度。淋饭法生产工艺流程如图4-1所示。

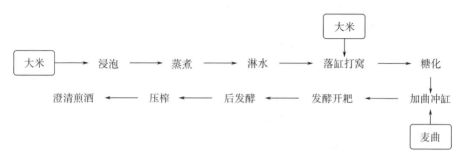

图4-1 淋饭法生产工艺流程

（2）摊饭法

摊饭法是将米饭以摊冷方式冷却，再接种发酵制成黄酒，如绍兴的元红酒。摊饭法生产工艺流程如图4-2所示。

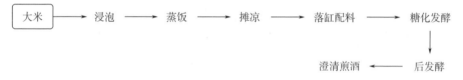

图4-2 摊饭法生产工艺流程

1）主发酵：入缸10h即进入主发酵，这个阶段品温上升较快，产生的CO_2把酒醅托上缸面，形成酒盖。此时，要及时开耙。整个过程时间为3～5天。乙醇含量一般达到13%～14%。

2）后发酵：主发酵结束后，及时转入后酒坛进行后发酵。后发酵一般静止进行，室温控制在20℃以下，时间为60～80h。后发酵的目的是使一部分残留的淀粉和糖继续糖化发酵，转化为乙醇，并使酒成熟增香。

（3）喂饭法

喂饭法是将米饭分批投料发酵生产酒的方法。第一次投料，投入全部的酒母与部分用曲，待酵母繁殖后，再投入新米饭和部分用曲，起到扩大培养、连续发酵的作用，类同于近代酿造学上的递加法。喂饭法生产工艺流程如图4-3所示。

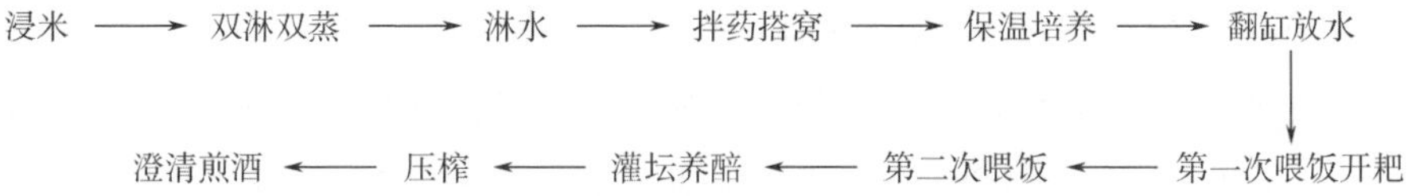

浸米 → 双淋双蒸 → 淋水 → 拌药搭窝 → 保温培养 → 翻缸放水

澄清煎酒 ← 压榨 ← 灌坛养醅 ← 第二次喂饭 ← 第一次喂饭开耙

图 4-3 喂饭法生产工艺流程

二、茶类

发酵茶是在茶叶制作中有"发酵"这一工序的茶的统称，是树芽叶经过萎凋、揉切、发酵、干燥等初制工序制成毛茶后，再经过精制而成的茶叶。根据发酵方式的不同，发酵茶又可分为前发酵茶和后发酵茶。"杀青"处理前，利用新鲜茶叶自身酶系统进行酶氧化发酵而制得的茶称为前发酵茶。根据发酵程度的不同，前发酵茶又可进一步划分为以乌龙茶为代表的半发酵茶和以红茶为代表的全发酵。后发酵茶又被称为"黑茶"，是指茶叶完成"杀青"后利用微生物"渥堆"发酵加工而成的茶叶。

（一）红茶

明代初期，我国就有生产红茶的记载，如"兰膏红茶""酥签红茶"，迄今已有600多年历史。红茶是一种全发酵茶（发酵程度大于80%），汤色红亮，滋味醇厚，具有预防糖尿病和心脑血管疾病等功效。发酵工艺是形成红茶独特风味和保健作用的最主要工序。

红茶加工工艺主要可概括为萎凋、揉捻、发酵、干燥四道工序。

（1）萎凋

萎凋是指采收下来的新鲜茶叶经过一段时间的堆放，叶片丧失了一定的水分，面积萎缩，叶片的质地由硬变软，且叶片的颜色和香味也发生了一定程度的改变。萎凋分为室内加温萎凋和室外日光萎凋两种。

（2）揉捻

揉捻是通过外力作用破坏茶叶的叶细胞，使叶片卷曲成条，是工夫红茶塑造外形和形成内质的一道重要的加工工序。揉捻时叶细胞破损，多酚类化合物如儿茶素与多酚氧化酶接触，氧化反应加快。同时，液泡里大量的香气前体物质进入细胞质内，促进了香气成分的形成。

（3）发酵

发酵是形成红茶色、香、味品质特征的关键性工序，需要满足茶多酚氧化酶的氧化聚合反应所需的适宜温度、湿度和氧气量。发酵过程一般是将揉捻好的茶坯装在篮子里，稍加压紧后，盖上温水浸过的发酵布，以增加发酵叶的温度和湿度，促进酵素活动，缩短发酵时间，一般在 5~6h 后，叶脉呈红褐色，即可上焙烘干。

红茶发酵的实质是在茶叶液胞膜受损伤后，液泡内的多酚类、氨基酸等物质失去控制，与多酚氧化酶充分接触，并利用氧气进行酶促褐变，儿茶素产生氧化聚合和缩合，形成一系列的有色物质，如茶黄素、茶红素，与此同时伴随着其他化合物的化学反应，使绿叶变红，综合形成了红茶特有的色、香、味品质。

（4）干燥

干燥是茶叶加工过程中的最后一道工序。其主要目的是制止氧化、蒸发水分、固定品质，进而散发低沸点的芳香物质，激化高沸点的芳香物质。

（二）黑茶

黑茶是以茶树鲜叶或成熟新梢为原料，经杀青、揉捻、渥堆、干燥等加工工艺制成的茶产品。黑茶香气优雅醇正，滋味甘甜醇厚，营养物质丰富，品质独特。研究表明，黑茶内含有大量的功能性成分如茶多酚、茶褐素、黄酮、茶多糖等，具有抗氧化，延缓衰老，抗癌，抗突变，降血压，调节脂质代谢，改善糖类代谢、降血糖、防治糖尿病，抗菌消炎等功效。近些年来黑茶消费量不断增加，其中云南普洱茶的知名度最高。

黑茶产地较广，各地加工工艺也不尽相同，但黑茶加工工艺可以概括为杀青、揉捻、渥堆和干燥四道工序。

（1）杀青

杀青是指采取高温措施，蒸发叶内的部分水分，使叶子变软，同时去除叶片中的青气。由于黑茶原料比较粗老，为了避免黑茶水分不足杀不匀透，一般除雨水叶、露水叶和幼嫩芽叶外，都要按 10∶1 的比例洒水（即 10kg 鲜叶 1kg 清水）。洒水要均匀，以便于黑茶杀青能杀匀杀透。

（2）揉捻

黑茶原料粗老，揉捻要掌握轻压、短时、慢揉的原则。初揉时以揉捻机转速 40r/min 左右，揉捻时间 15min 左右为好。待黑茶嫩叶成条，粗老叶皱叠时即可。

（3）渥堆

渥堆的实质是微生物在黑茶中的固态发酵过程，以微生物活动为中心，通过生化动力（胞外酶）、物化动力（微生物热）以及微生物自身代谢的综合作用，形成黑茶特有的色、香、味。黑茶在渥堆过程中会发生很多生化反应，如湿热作用、氧化作用、微生物分泌的胞外酶的作用等。

黑茶渥堆要在背窗、洁净的地面，避免阳光直射，室温在25℃以上，相对湿度保持在85%左右。渥堆过程中要进行一次翻堆，以利渥堆均匀。堆积24h左右时，茶坯表面出现水珠，叶色由暗绿变为黄褐，带有酒糟气或酸辣气味，手伸入茶堆感觉发热，茶团黏性变小，一打即散，即为渥堆适度。

（4）干燥

黑茶的干燥分为阳光晒干和烘焙干燥两种方式。阳光晒干，是把茶叶摊薄，利用阳光进行干燥，晒干后的茶叶，含水量可以达到15%以下。利用阳光晒干的茶叶有湖北老青茶、云南普洱茶等。烘焙干燥，是利用柴火把茶叶烤干，通常使用松柴明火烘焙，烘焙过后的黑茶还会带有特殊的松烟香味。利用烘焙干燥的茶叶有湖南黑茶、广西六堡茶等。

三、谷物类

早在3000多年前，我国古代人民就已经以谷物为原料，创造出发酵调味品，如面酱、食醋、酱油、腐乳等。在发酵过程中微生物能够将谷物中的高分子物质分解成可溶性小分子物质，提高发酵制品的营养价值和风味品质。发酵调味品中富含苏氨酸等成分，可防止记忆力减退；醋中还富含氨基酸及矿物质，经常食用可降血压、血糖和胆固醇。

食醋

早在西周时代，我国人民开始酿制食醋，2000多年前中国便出现了专门酿醋的工坊。我国传统醋主要以谷物为原料，用谷物酿制的醋比用糖或乙醇酿制的醋质量更优。食醋的主要成分除醋酸外，还有氨基酸、不挥发性酸、糖类及醇、醛、酚、酯、酮等微量成分。

食醋生产工艺主要有固态法和液态法。

（1）固态法

1）大曲制醋法：以高粱为主要原料，利用大曲中分泌的酶，进行低温糖化与乙醇发酵后，将成熟醋醅的一半置于熏醅缸内，用文火加热，完成熏醅后，再加入另一半成熟醋醅淋出的醋液浸泡，然后淋出新醋。最后，将新醋经三伏一冬日晒与捞冰的陈酿过程，制成色泽黑褐、质地浓稠、酸味醇厚、具有特殊芳香的食醋，如山西老陈醋。

2）小曲制醋法：以糯米和大米为原料，先利用小曲（又称酒药）中的根霉、酵母等微生物，在米饭粒上进行固态培菌，边糖化边发酵。再加水及麦曲，继续糖化和乙醇发酵。然后在酒醪中拌入麸皮成固态入缸，添加优质醋醅作种子，采用固态分层发酵，逐步扩大醋酸菌繁殖。经陈酿后，采用套淋法淋出醋汁，加入炒米色及白糖配制，澄清后，加热煮沸而得香醋，如镇江香醋。

3）醋母发酵法：以麸皮为主料，用糯米加酒或蓼汁制成醋母进行醋酸发酵，醋醅陈酿一年，制得风味独特的麸醋，如四川保宁麸醋、四川渠县三汇特醋。

（2）液态法

1）以大米为原料，蒸熟后在酒坛中自然发霉，然后加水成液态，常温发酵3~4个月。醋醪成熟后，经压榨、澄清、消毒灭菌，即得色泽鲜艳、气味清香、酸味不刺鼻、口味醇厚的成品，如江浙玫瑰米醋。

2）以糯米、红曲、芝麻为原料，采用分次添加法，进行自然液态发酵，并经3年陈酿，最后加白糖配制而得成品，如福建红曲老醋。

3）以稀释的酒液为原料，在有填充料的速酿塔内进行醋酸发酵而成，如辽宁省丹东白醋。

综上所述，发酵技术对食物的种类、风味、贮藏性的改善具有革命性意义。不同的原料、工艺和菌株会使产品在营养、质构、风味、功能等方面产生巨大差异。随着现代发酵技术的发展，传统发酵食品如发酵酒、茶、醋等也在进行着技术创新与生产改进，不断丰富我国的饮食文化。

（李易轩　张　囡　尚　琪　徐应江　周白华）

中篇

发展篇

第五章
常见传统中药发酵技艺

我国早在千余年前就开始将发酵应用于中药炮制，是世界上最早利用微生物对天然药物进行生物转化的国家之一。传统中药的发酵一般分为两类：一是药料与面粉混合发酵，如神曲等；二是药料直接进行发酵，如红曲等。临床常用的发酵中药有淡豆豉、百药煎、胆南星等，还有六神曲、建神曲、半夏曲等各种曲类。

一、六神曲

【别名】

神麹、麦曲、六曲、仁陷、六丁麹、化米先生、米化先生、陈曲。

【组成】

面粉、赤小豆、苦杏仁、鲜苍耳秧、鲜青蒿、鲜辣蓼。

【性味归经】

甘、辛，温。归脾、胃经。

【发酵源流】

六神曲发酵源流见表5-1。

表5-1 六神曲发酵源流

朝代	组成	出处
元代	白面、青蒿汁、苍耳汁、野蓼汁、杏仁、赤小豆	《医垒元戎》
明代	白面、苍耳草自然汁、野蓼自然汁、青蒿自然汁、杏仁、赤小豆	《本草蒙筌》
	蓼草自然汁、青蒿自然汁、苍耳草自然汁、杏仁末、带麸白面、赤小豆	《医学入门》
	面、苍耳草自然汁、野蓼自然汁、青蒿自然汁、杏仁、赤小豆	《雷公炮制药性解》

续表

朝代	组成	出处
明代	白面、青蒿汁、苍耳草汁、野蓼汁、赤豆末、杏仁泥	《本草乘雅半偈》
	白面、青蒿自然汁、赤小豆末、杏仁泥、苍耳自然汁、野蓼自然汁	《本草纲目》
清代	白面、青蒿汁、赤小豆末、杏仁泥、苍耳汁、野蓼汁	《本草易读》
	白面、苍耳草汁、桑叶汁、赤小豆、野蓼	《本草新编》
	白面、青蒿自然汁、苍耳自然汁、野蓼自然汁、杏仁泥、赤小豆	《本经逢原》
	白面、青蒿、苍耳、野蓼自然汁、杏仁泥、赤小豆	《脉药联珠药性食物考》
	蓼草、青蒿、苍耳、杏仁末、赤小豆、带麸麦面	《惠直堂经验方》
	白面、青蒿、野蓼、苍耳汁、赤小豆末、杏仁泥	《本草详节》
	白面、赤豆、杏仁、青蒿、苍耳、野蓼	《本草便读》
	白面、青蒿自然汁、苍耳自然汁、野蓼自然汁、杏仁泥、赤小豆末	《得配本草》
	白面、赤豆末、杏仁泥、青蒿、苍耳、红蓼汁	《本草备要》

【现行发酵工艺】

总结全国炮制规范中的六神曲发酵工艺如表5-2所示。

表5-2 六神曲现行发酵工艺

炮制规范名称	处方	发酵工艺
中华人民共和国卫生部药品标准·中药成方制剂（第19册）	辣蓼500g、青蒿500g、苍耳草500g、赤小豆100g、苦杏仁100g、麦麸5000g、面粉2500g	以上7味，苦杏仁、赤小豆粉碎成粗粉，与面粉、麦麸混匀，另取辣蓼、青蒿、苍耳草加水煎煮1h，滤过，滤液浓缩成清膏，趁热与上述药粉拌匀，保持适当温度和湿度，自然发酵至表面遍生黄白色或灰白色霉衣，取出，粉碎，干燥，即得

炮制规范名称	处方	发酵工艺
四川省中药饮片炮制规范（2015年版）	辣蓼500g、苍耳草500g、青蒿500g、苦杏仁100g、赤小豆100g、麦麸5000g、面粉2500g	以上7味，苦杏仁、赤小豆粉碎成粗粉，与面粉、麦麸混匀，另取净制的辣蓼、苍耳草、青蒿加水煎煮1h，滤过，滤液浓缩成清膏，趁热与上述药粉拌匀，制成大小适宜的团块，保持适当温度和湿度，使其发酵至表面遍生黄白色或灰白色霉衣，干燥
福建省中药饮片炮制规范（2012年版）	（1）苦杏仁1kg、赤小豆1kg、面粉6kg、青蒿草适量、鲜辣蓼适量、苍耳草适量（2）辣蓼500g、青蒿500g、苍耳草500g、赤小豆100g、苦杏仁100g、麦麸5000g、面粉2500g	（1）将苦杏仁，赤小豆粉碎成粗粉，和面粉搅拌均匀。青蒿草、鲜辣蓼、苍耳草煎汤加入调成软材，搓一条直径3cm的圆条，切成块，置于30~37℃经2~3天发酵待表面略长出白霉时，取出，撒上少许面粉、烘干、备用（2）以上7味，苦杏仁、赤小豆粉碎成粗粉，与面粉、麦麸混匀，另取辣蓼、青蒿、苍耳草加水煎煮1h，滤过，滤液浓缩成清膏，趁热与上述药粉拌匀。保持适当温度和湿度，自然发酵至表面遍生黄白色或灰白色霉衣，取出、打碎、干燥，即得
湖南省中药饮片炮制规范（2010年版）	苦杏仁、赤小豆粗粉各1kg，酒曲0.7kg研细粉，面粉25kg，麦麸50kg，鲜青蒿、鲜苍耳草、鲜辣蓼草各5kg	取苦杏仁、赤小豆粗粉各1kg，酒曲0.7kg研细粉，与面粉25kg、麦麸50kg拌匀，另取鲜青蒿、鲜苍耳草、鲜辣蓼草各5kg，洗净，切段，置锅内加水适量（约100kg）用文火煎熬，待药液煎至50kg左右时，过滤去渣，药液微热时加入上述的混合细粉中，拌匀，置缸内压紧，盖严，勿使走气，保持适宜的湿度和温度，使之自然发酵，放置2~3天，至有酒的香气，生出黄白色霉衣时取出，搓散，烘干，用文火炒至老黄色，取出，放凉
陕西省中药饮片标准（2009年版）	鲜辣蓼70g、鲜青蒿70g、鲜苍耳草70g、赤小豆40g、苦杏仁40g、面粉1000g	以上7味，苦杏仁、赤小豆粉碎成粗粉，与面粉混匀。另取鲜青蒿、鲜辣蓼、鲜苍耳草洗净，加水适量煎煮2h，滤过，滤液浓缩成清膏（约为原料量的25%~30%），温热分次加入上述混合面粉中，搅匀，堆置，保持适当温度和湿度，自然发酵至表面遍生黄白色或灰白色霉衣，制成小方块，低温干燥
上海市中药饮片炮制规范（2008年版）	鲜辣蓼20kg、鲜苍耳草10kg、鲜青蒿20kg、赤豆10kg、苦杏仁7.5kg、麸皮250kg、麦粉100kg	先将鲜辣蓼、鲜苍耳草、鲜青蒿加水适量打汁，再将赤豆煮烂，苦杏仁研成粗粉，与鲜药汁一起加入麸皮、麦粉内，搅匀，压制成1.5~2cm的立方块，摊在竹匾内，用稻草盖之。待发酵至表面生出黄白色霉衣后，取出，晒干。备注：处方中的鲜品在无鲜货的季节，可用干品替代，鲜品与干品的折算比例为：辣蓼草、苍耳草，青蒿4:1。制法中的打汁改为煎汁，其余操作不变

续表

炮制规范名称	处方	发酵工艺
安徽省中药饮片炮制规范（2005年版）	每100kg面粉，用杏仁、赤小豆各4kg，鲜青蒿、鲜辣蓼、鲜苍耳草各7kg	取杏仁、赤小豆碾成粉末，与面粉混匀加入鲜青蒿、鲜辣蓼、鲜苍耳草药汁，揉搓成捏之成团，掷之即散的粗颗粒状软材，置模具中压制成扁平方块（33cm×20cm×6.6cm），用鲜苘麻叶包严，放入箱内，按"品"字形堆放，上面覆盖鲜青蒿。置30～37℃，经4～6天即能发酵，待药面生出黄白色霉衣时取出，除去苘麻叶，切成2.5cm见方的小块，干燥
江苏省中药饮片炮制规范（2002年版）	（1）每50kg面粉，50kg麸皮，用赤豆、杏仁各6kg，鲜青蒿、鲜辣蓼、鲜苍耳草各5kg（2）每50kg面粉，50kg麸皮，用赤豆、杏仁各6kg，鲜辣蓼、鲜青蒿、鲜苍耳草各5kg，用酵母粉38g	（1）将鲜辣蓼、鲜青蒿、鲜苍耳草切碎，赤豆和杏仁分别打成粗粉，按比例与面粉、麸皮混合，搅拌均匀，加适量水，揉成颗粒状软材，压成块状或条状，用麦秸覆盖，使之发酵，待其表面全部生黄衣，干燥，用时捣碎（2）将鲜辣蓼、鲜青蒿、鲜苍耳草切碎，赤豆和杏仁打成粗粉，按比例与面粉、麸皮混合，加入酵母粉，充分搅拌均匀，加适量水制成颗粒状软材，置密闭的发酵室内，平铺约15cm厚，每天定时翻动2～3次，经5～7天待其全部发酵后，取出，压制成条，切方块，低温干燥
全国中药炮制规范（1988年版）	面粉100kg，杏仁、红小豆各4kg，鲜青蒿、鲜苍耳草、鲜辣蓼各7kg	将杏仁和红小豆碾成粉末或将杏仁碾成糊状，红小豆煮烂与面粉混匀，再将鲜青蒿、鲜苍耳草、鲜辣蓼等药料用适量水煎汤（占原料量25%～30%），将汤液陆续加入面粉中，揉搓成料颗粒状，以手握能成团，掷之即散为准，置木制模型中压成扁平方块，再用粗纸（或鲜苘麻叶）包严，放木箱或席篓内，每块间要留有空隙，一般室温在30～37℃之间，经4～6天即能发酵。待表面生出黄白霉衣时，取出，除去纸或麻叶，切成小方块，干燥
甘肃省中药饮片炮制规范（2009年版）	处方一：鲜青蒿5kg，鲜苍耳5kg，鲜辣蓼5kg，白面100kg，赤小豆4kg，苦杏仁4kg处方二：青蒿15kg，苍耳15kg，辣蓼15kg，白面100kg，赤小豆4kg，苦杏仁4kg	制法一：取赤小豆、去皮苦杏仁煮烂，捣泥，与面粉混合拌匀；另取鲜青蒿、鲜苍耳、鲜辣蓼（均除去根），洗净、剁碎，煎汁，加水适量，加入上述粉中，拌匀，揉成泥状，布包，置模中压成方块状，取出，用麻叶（为苘麻叶）上下盖严，置篓内，并盖以湿润麻袋，闷数天，使之自然发酵，至外表长出黄白色霉衣，有香气溢出时，出现发酵空洞时，取出，晒干制法二：取赤小豆、去皮苦杏仁煮烂，捣泥，与面粉混合拌匀；另取青蒿、苍耳、辣蓼粉碎成粗粉，煎汁，加水适量，加入上述粉中，拌匀，揉成泥状，布包，置模中压成方块状，取出，用麻叶（为苘麻叶）上下盖严，置篓内，并盖以湿润麻袋，闷数天，使之自然发酵，至外表长出黄白色霉衣，有香气溢出时，出现发酵空洞时，取出，晒干

【工艺优化研究】

1. 发酵原料及比例

有学者对神曲发酵及炮制工艺进行研究，通过测定淀粉酶、蛋白酶活力来表明神曲原料中的青蒿、苍耳、辣蓼可采用干品，且可经粉碎后直接拌曲。研究认为，面粉可由一定比例的麦麸来代替，比例以面粉、麦麸比为25∶75为佳。关于拌曲时的曲料含水量的要求，根据面粉、麦麸配比的不同，加水量在35%～45%，发酵效果较好。又有研究通过测定淀粉酶、糖化酶和蛋白酶的活力，优选出神曲配料比为：麦麸与面粉用量比（麸面比）为70∶30、麸面与赤小豆的用量比（碳氮比）为100∶2。

2. 发酵菌种

研究证明，无论是传统发酵还是纯种发酵都可以得到非常好的神曲产品，而用基质灭菌、纯种发酵法得到的产品更优于传统法制品。研究认为，将神曲的传统杂菌发酵改进为单一菌种发酵，可以解决真菌毒素问题，保证神曲质量和用药安全。有学者从自行发酵神曲中分离得到4个菌种，认为其中毛霉属的霉菌发酵所得的神曲质量较优。此外，有学者探索研究产生蛋白酶及淀粉酶活力均较高的优势菌种萨氏曲霉 Aspergillus sydowii 以优化六神曲发酵工艺，结果发现：萨氏曲霉和枯草芽孢杆菌的接种比例为1∶2，总接种量为5%，同时接种，发酵温度为28℃时，酶活性最佳。

3. 发酵时间

研究表明，神曲的最佳发酵周期约为7天。根据消化酶的规律性变化，另有研究认为，六神曲发酵的成熟时间为4～6天。六神曲中淀粉酶、糖化酶、蛋白酶活力的动态变化规律显示，淀粉酶、糖化酶活力在第4天达到峰值，蛋白酶活力至第5天达到最高，第4天样品可以显著影响小鼠肠胃运动，并能显著升高食积模型小鼠的胃泌素、胆碱酯酶含量，降低血清NO含量。

4. 发酵温度与湿度

有研究将32℃和一定湿度条件下发酵3天的神曲与自然室温发酵7～8天的神曲对比，发现两者消化酶活力水平较接近，恒温恒湿发酵神曲产生的消化酶活力较高，较自然室温发酵快速、质量可控。

5. 黄曲霉毒素的消除

研究显示，在神曲生成黄衣后，于黄衣上喷洒稀释过的荜澄茄香油，不仅可以消除黄曲霉毒素，还可以增强神曲温胃止呕作用且气味芳香。

6.整体工艺优化

（1）先将杏仁和赤小豆研成粗粉，与粗面粉混匀，再将鲜青蒿、鲜苍耳和鲜辣蓼煎得的汤液与其混合，用搅拌机制成软材，堆积发酵8~10天，温度保持在30~37℃。待表面长满菌丝后，再用搅拌机搅拌2~3次，置切块机切成小方块，晒干或晾干即得。

（2）采用两步发酵法，先发酵一部分曲料，待曲料长满菌丝，按1∶5的比例加入新鲜曲料混匀后继续发酵。与传统发酵法相比，此法神曲内部含有菌丝，可极大缩短发酵时间。

（3）通过单因素控制变量法分别控制温度、湿度、发酵时间和料水比四种因素进行六神曲发酵，制作完成后使用碘–淀粉比色法和福林酚法测定发酵完成后的六神曲中淀粉酶和蛋白酶活力，得到六神曲发酵的最佳条件：温度30℃，湿度80%，料水比为1.5∶1，曲块体积为7cm×7cm×2cm，发酵3天，此时淀粉酶含量为665.2U/g，蛋白酶含量为67.8U/g，活力最高。

【质量评价】

现行炮制规范/标准质量评价方法见表5-3。

表5-3 六神曲质量评价方法

炮制规范名称	【鉴别】项	【检查】项	【浸出物】项
四川省中药饮片炮制规范（2015年版）	取本品，置显微镜下观察：非腺毛单细胞，长40~950μm，直径10~30μm，壁厚5~11μm；果皮细胞细长条形、类长方形或长多角形，壁念珠状增厚（麦麸）。种皮表皮为1列栅状细胞，细胞内含淡红棕色物（赤小豆）。石细胞淡黄白色或黄棕色，表面观呈类圆形、类多角形，纹孔大而密（苦杏仁）	水分不得过13.0%；酸不溶性灰分不得过2.0%	醇溶性浸出物不得少于15.0%
福建省中药饮片炮制规范（2012年版）	本品粉末为黄色，石细胞橙黄色、贝壳形，壁较厚，较宽一边纹孔明显。草酸钙簇晶细小	水分不得过9.0%	—

续表

炮制规范名称	【鉴别】项	【检查】项	【浸出物】项
陕西省中药饮片标准（2009年版）	（1）本品粉末灰白色。种皮栅状细胞成片，胞腔内含淡红棕色物。种皮石细胞单个散在或数个相连，类圆形、贝壳形、类多角形，纹孔甚密 （2）以青蒿为对照药材，照薄层色谱法试验。供试品色谱中，在与对照药材色谱相应的位置上，显相同颜色的荧光斑点	水分不得过9.0%；总灰分不得过4.0%；酸不溶性灰分不得过1.0%	—
北京市中药饮片炮制规范（2023年版）	本品粉末棕黄色。有大量淀粉粒，淀粉粒多单粒，呈球形，直径2~40μm（面粉、赤小豆）。种皮栅状细胞胞腔含淡红棕色物（赤小豆）。单细胞非腺毛长43~950μm（辣蓼）	水分不得过11.0%；总灰分不得过6.0%；黄曲霉毒素照真菌霉毒素测定法，本品每1000g含黄曲霉毒素B_1不得过5μg，含黄曲霉毒素G_2、黄曲霉毒素G_1、黄曲霉毒素B_2和黄曲霉毒素B_1的总量不得过10μg	照水溶性浸出物测定法项下的冷浸法测定，不得少于15.0%
江西省中药饮片炮制规范（2008年版）	—	水分不得过12.0%；总灰分均不得过7.0%；酸不溶性灰分不得过2.0%；微生物限度：应不得检出黄曲霉、活螨等致病菌	—

【发酵原理】

现多认为六神曲含有酵母菌、淀粉酶、维生素B复合体、麦角甾醇、蛋白质、脂肪、挥发油等成分。六神曲三氯甲烷提取物显示出良好的抗炎活性。此外，六神曲乙酸乙酯提取部位具有很强的抗菌效果，推测其对常见肠道致病菌的抗菌活性可能是治疗外感食积不化、腹泻的机制之一。

六神曲经过发酵后，淀粉含量降低，单糖和低聚糖总量增加，推测由真菌分解淀粉酶产生的低聚糖类可通过调整菌群结构、维持肠道正常环境，调节肠道功能来达到"消宿食"的疗效。

六神曲制软材时，苦杏仁苷含量降低，苯甲醛含量升高，苦杏仁苷大量降解为苯甲醛。发酵过程中苦杏仁苷、苯甲醛均逐渐减少以致无法检测。有学者通过气相色谱-质谱（GC-MS）法检测六神曲发酵前后化学成分变化，发酵后挥发性成分的种类大量增加，以棕榈酸乙酯、油酸乙酯、亚油酸乙酯为主的酯类化合物可能是六神曲发酵香味的来源。

【发酵效用】

六神曲具有健脾和胃、消食调中的功效，主治脾胃虚弱、饮食停滞、胸痞腹胀、小儿食积，可以用于各种饮食积滞、消化不良、气短乏力等属脾胃虚弱证者。

1. 调节胃肠菌群

六神曲可以显著改善食积造成的肠道菌群紊乱状况。研究六神曲及其复方制剂对肠易激综合征（irritable bowel syndrome，IBS）患者肠道微生态环境的调节及临床治疗作用，发现健康人组与治疗后患者组各菌群的对比：IBS患者粪便中类杆菌、双歧杆菌与乳杆菌数量较健康人组增加，肠球菌、肠杆菌数量较正常人组下降。神曲及其复方制剂具有促进双歧杆菌等有益菌生长、抑制肠杆菌等非专性厌氧菌增殖的作用。同时，神曲及其复方制剂可升高回肠组织中超氧化物歧化酶（SOD）、黄嘌呤氧化酶、一氧化氮（NO）的水平，降低丙二醛（MDA）的浓度。由此可见，神曲及其复方制剂具有调节脾虚小鼠肠道菌群，以及减少自由基对机体损伤的作用。

2. 促进肠道运动

研究证实，六神曲对收缩疲劳的兔肠有兴奋作用，可被阿托品阻断，并能恢复$CaCl_2$引起的兔肠强直收缩活动。六神曲能促进食积小鼠胃排空，降低胃内pH值，增加胃蛋白酶含量并增加食积小鼠乳杆菌、双歧杆菌的表达，降低肠杆菌和肠球菌的表达。推测六神曲可通过改变大鼠肠道菌群结构，引起代谢产物短链脂肪酸的变化，进而对免疫功能产生影响，发挥改善功能性消化不良的药效。研究认为，六神曲中促进肠道运动的物质产生于发酵过程中，炮制和煎煮的过程对其影响不大。此外，六神曲还可以解除甲磺酸酚妥拉明、硫酸阿托品、盐酸昂丹司琼及盐酸普萘洛尔导致的肠肌运动抑制，同时通过促进胃泌素的分泌，抑制胆碱酯酶和血清NO的分泌，从而调节肠胃活动，发挥消食调中的作用。

二、红曲

【别名】

红米、赤曲、福曲、红曲米、丹曲、红大米、红糟、红釉。

【组成】

红曲米。

【性味归经】

甘，温。归肝、脾、大肠经。

【发酵源流】

红曲发酵源流见表5-4。

表5-4 红曲发酵源流

朝代	发酵源流	出处
明代	红曲，以白粳米杂曲母蒸罨为之。	《神农本草经疏》
	白粳米一石五斗，水淘浸一宿，作饭。分作十五处，入曲母三斤，搓揉令匀，并作一处，以帛密覆。热即去帛摊开，觉温温急堆起，又密覆。次日日中又作三堆，过一时分作五堆，再一时合作一堆，又过一时分作十五堆，稍温又作一堆，如此数次。第三日，用大桶盛新汲水，以竹笋盛曲作五六分，蘸湿完又一堆，如前法作一次。第四日，如前又蘸。若曲半沉半浮，再依前法作一次，又蘸。若尽浮则成矣，取出日干收之。	《本草纲目》
	用白粳米一斗五升，水淘净，浸一宿，蒸作饭，分作十五处，入曲母五两，搓揉令匀，并作一处，以帛密覆，热即去帛，摊开觉温，不可过冷，急堆起又密覆，次日日午，又作三堆，过一时分作五堆，再一时又合作一堆，又过一时又分作十五堆，稍温又合作一堆，如此数次，第三日用桶盛新汲水，以竹笋盛曲作五六分，蘸湿完，又合作一堆，如前法作一次，第四日如前法，用竹笋又蘸，若曲半浮半沉，再依前法作一次，又蘸，若俱浮，则成矣。取出日干，收之。其米透心者，谓之生黄，入酒及醋中，鲜红可爱。未透心者，不甚佳。入药以陈久而直透心者良。	《本草汇言》
清代	大米一石五斗作饭，分十五处，入曲母搓揉合匀，并作一处，以帛密覆。热即去帛摊开，觉温急堆起，又密覆。次日日中分作三堆，过一时作五堆，再一时合作一堆，又过一时分作十五堆，稍温又一堆。第三日，用大桶盛新水，以竹笋盛贮，作五六分，蘸湿完又一堆，如前法作一次。第四日，如前又蘸，若曲半沉半浮，再依前法作一次，又蘸。若尽浮则成矣，晒干收之。	《本草易读》
	红曲以白米饭杂曲面母，湿热蒸罨，即变为真红……	《本草备要》

【现行发酵工艺】

总结全国炮制规范中的红曲发酵工艺见表5-5。

表5-5 红曲现行发酵工艺

炮制规范名称	来源	发酵工艺
天津市中药饮片炮制规范（2018年版）；浙江省中药饮片炮制规范（2015年版）；黑龙江省中药饮片炮制规范（2012年版）；北京市中药饮片炮制规范（2008年版）；上海市中药饮片炮制规范（2008年版）；河南省中药饮片炮制规范（2005年版）；河北省中药饮片炮制规范（2003年版）；江苏省中药饮片炮制规范（2002年版）	本品为曲霉科真菌紫色红曲霉 *Monascus purpureus* Went. 的菌丝体及孢子，寄生在禾本科植物稻（粳稻）*Oryza sativa* L. 种仁（粳米）上，经人工培养而成的红曲米	取原药材，除去杂质，筛去灰屑
山东省中药饮片炮制规范（2012年版）	本品为曲霉科真菌紫色红曲霉 *Monascus purpureus* Went. 等菌种接种于蒸至半熟的粳米上，经培育的红曲米的炮制加工品	
四川省中药饮片炮制规范（2015年版）	本品为曲霉科真菌紫色红曲霉（*Monascus purpureus* Went.）接种在禾本科植物稻（*Oryza sativa* L.）蒸熟的种仁上发酵而成的红曲米	取稻米，蒸煮灭菌，接种紫色红曲霉菌，发酵、干燥，除去灰屑等杂质
湖南中药饮片炮制规范（2010年版）	本品为红曲科真菌紫红曲 *Monascus purpureus* Went. 寄生在禾本科植物稻的种子上而成的红曲米	选择红色土壤及干燥的地方，挖一深坑，在坑的上下周围铺垫篾席，将粳米倒入其中，盖上红土，上压重物，使其发酵，至米粒外表呈紫红色，内心亦为红色为度，取出，晒干或烘干，筛去灰屑。或用人工发酵法制作

【工艺优化研究】

1. 发酵菌种

红曲菌可产生具有降血脂功能的莫纳可林K（monaconlin K，MK），但部分菌株亦产生对脊椎动物具有肝肾毒性和致癌性的桔青霉素。有研究通过高效液相色谱法对11株紫色红曲菌和10株红色红曲菌固态发酵所产红曲米中莫纳可林K和桔青霉素的含量进行了分析，结果表明其中5株红色红曲菌所生产的红曲中莫纳可林K和桔青霉素含量符合QB/T 2847—2007《功能性红曲米（粉）》规定，可为修改红曲产品相关标准提供参考。另有研究对深层液态发酵红曲米粉的生产工艺进行探索，采用紫外诱变、耐乳酸、耐高温等压力筛选获得了优良菌种紫红曲霉菌TY1122，优化深层液态发酵工艺为：以大米为主要原料，控制培养基中碳氮比为3.5∶1、发酵操作供氧量为1∶（0.5~0.7）、罐压为0.05~0.07MPa，在此条件下1.5m³发酵罐实验的结果为发酵液色价>500U/ml。

2. 发酵温度

研究表明，红曲菌在25℃的条件下培养更利于MK合成基因簇以及与次级代谢有关蛋白的表达，菌丝生长蛋白的表达则被抑制。在该条件下其菌丝量低于30℃恒温培养组，但其MK产量显著提高。

3. 发酵pH值

红曲菌生长的最适pH值范围是3.5~5，较低的pH值环境能够抑制杂菌生长，维持红曲菌优势生长环境，但也可能造成红曲细胞数量过多增殖而导致桔青霉素产量升高，因此需要加强对发酵过程中pH值动态变化的监测。

4. 发酵初始含水量

水是红曲菌菌丝生长、孢子形成及次级代谢产物合成必不可少的物质，选择适宜的初始含水量既有利于菌株生长代谢，又能避免由于发酵后期补水造成的染菌风险。有研究发现，控制初始含水量为55%~75%时，有利于菌株发酵产生MK。

5. 整体工艺优化

洛伐他汀（lovastatin）作为降脂红曲发酵产品中的关键功能性物质，可有效降低人体血脂水平。研究表明，陈皮粉、山楂粉、山楂汁、桑叶粉、丁香汁、黑胡椒汁和白芷粉发酵红曲效果最佳，可提高洛伐他汀产量。其中，陈皮粉红曲中洛伐他汀含量最高，山楂汁红曲的色价最高。

【质量评价】

现行炮制规范/标准质量评价方法见表5-6。

表 5-6　红曲质量评价方法

炮制规范名称	【鉴别】项	【检查】项	【含量测定】项	【浸出物】项
浙江省中药饮片炮制规范（2015年版）	本品粉末紫红色。糊化淀粉粒多聚集成团。菌丝浅棕色，细长弯曲，有分枝，直径1~3μm；闭囊壳偶见，多已破碎，内含众多子囊孢子；子囊孢子椭圆形，棕色，直径3~5μm	水分不得过10.0%；总灰分不得过2.0%	本品按干燥品计算，含洛伐他汀（$C_{24}H_{36}O_5$）和开环洛伐他汀的总量不得少于0.30%，其中开环洛伐他汀峰面积不得低于洛伐他汀峰面积的5%	—
四川省中药饮片炮制规范（2015年版）	（1）本品粉末为红色或紫红色。糊化淀粉粒多聚集成团；淀粉粒多为单粒，类圆形或长圆形，直径5~8μm。菌丝浅棕色，细长弯曲，有分枝，直径1~3μm子囊孢子少见，椭圆形棕色，直径3~5μm （2）以洛伐他汀为对照品，照薄层色谱法，供试品色谱中，在与对照色谱相应的位置上，显相同颜色的斑点	水分不得过12.0%；本品按干燥品计算，每1000g含黄曲霉毒素B_1不得过5μg；本品按干燥品计算，每1000g含桔青霉素不得过50μg	本品按干燥品计算，每1g含洛伐他汀（$C_{24}H_{36}O_5$）不得少于0.40mg	—
福建省中药饮片炮制规范（2012年版）	本品粉末为红色或紫红色，糊化淀粉粒极多，多聚集成团；未糊化淀粉粒多为单粒，多角形或不规则形，少数类圆形，脐点点状或人字状，直径1~8.4μm。菌丝红色，细长弯曲，有分枝，直径3~6μm。闭囊壳圆形，直径25~45μm，内含众多子囊孢子。子囊孢子椭圆形，直径3~5μm	水分不得过12.0%	—	—
北京市中药饮片炮制规范（2023年版）	（1）本品粉末红色或紫红色。糊化淀粉粒多，多聚集成团；淀粉粒多为单粒，类圆形或长圆形，直径5~8μm。菌丝浅棕色，细长弯曲，有分枝，直径1~3μm，子囊孢子少见，椭圆形，棕色，直径3~5μm （2）取本品粉末0.5g，加三氯甲烷5ml，振摇，静置，溶液显红色 （3）取本品粉末0.5g，加石油醚5ml，振摇，静置，溶液显黄色	水分不得过10.0%；总灰分不得过2.0%；桔青霉素照高效液相色谱法测定，本品按干燥品计算，每1000g含桔青霉素不得过5mg	—	用70%乙醇作溶剂，不得少于7.0%

续表

炮制规范名称	【鉴别】项	【检查】项	【含量测定】项	【浸出物】项
河北省中药饮片炮制规范（2003年版）	显微镜下观察，菌丝体呈不规则团块状，无色、红色或紫红色；菌丝无色或淡红色，直径3～6μm，有分枝，分枝的顶端可见单个或成串的分生孢子，孢子球形或椭圆形，直径4～9μm；闭囊壳无色或橙红色、紫红色，近球形，直径25～60μm，内含无色或淡红色的子囊孢子；淀粉粒复粒卵圆形或类圆形，由多数多角形分粒组成，单粒多角形，类圆形或不规则形，直径2～10μm，脐点点状或不明显	—	—	用乙醇作溶剂，不得少于7.0%

【发酵原理】

从红曲中分离得到的化学成分主要包括他汀类、红曲色素类、甾醇（豆甾醇、麦角甾醇）、红曲多糖、γ-氨基丁酸（γ-aminobutyric acid，GABA）等。最先从红曲中分离到的他汀类成分（MK）有显著的降血脂活性，被认为是其具有降低血脂作用的最主要活性成分。红曲中水解氨基酸含量稍高于粳米，游离氨基酸含量高达粳米的1～20倍。此外，红曲色素可通过与不同的氨基化合物反应起到降血脂、降血压、抗肿瘤、抗氧化、抗炎等作用。对红曲及其提取物的主要化学成分及药理作用总结见表5-7。

表5-7 红曲药效成分及主要药理作用

成分	主要药理作用
他汀类	抗肿瘤、降血脂、降血压、抑菌、抗氧化、抗炎、免疫调节、抗痴呆、保护大鼠脑神经
红曲色素	降血脂，降血压，抗肿瘤，抑菌，抗炎，抗氧化，抗疲劳，抗阿尔茨海默病，减轻肝脏损伤，抗动脉粥样硬化，预防脂肪肝，抑制脂肪生成、促进脂类分解、抗肥胖，降血糖，减轻肝脏缺血再灌注损伤，减轻出血性脑损伤
红曲多糖	增强免疫力、抗肿瘤、抗蛋白氧化损伤
γ-氨基丁酸	抗肿瘤、降血糖、降血压、抗疲劳、保护中枢神经元
豆甾醇	降血脂、抗肿瘤、抗炎
麦角甾醇	降血压、抗氧化、抗肿瘤、预防骨质疏松

【发酵效用】

1. 治疗高脂血症

回顾性分析红曲对于不同中医体质类型的高脂血症的疗效，发现红曲对于高脂血症有确切的疗效，痰湿质是使用红曲治疗的最优势体质类型，其次为血瘀质、平和质，而阴虚质使用红曲治疗高脂血症疗效欠佳。研究发现，红曲煎剂干预治疗可增加西医常规治疗高脂血症的临床总效率，且患者的血清NO、内皮素–1（ET–1）和降钙素基因相关肽（CGRP）等血管内皮功能指标均有所改善。对红曲治疗单纯高脂血症进行临床观察，发现与使用降脂灵胶囊治疗相比，使用红曲治疗高脂血症患者的甘油三酯（TG）、总胆固醇（TC）、高密度脂蛋白胆固醇（HDL-C）和低密度脂蛋白胆固醇（LDL-C）等指标均有明显改善。另有研究表明，红曲对高脂血症伴肝功能异常患者具有明确的调脂功能，并且可以恢复其受损的肝功能。红曲的单方制剂血脂康不仅可用于治疗高脂血症，而且对血清TC、TG和LDL-C含量有明显降低作用，升高HDL-C含量，并可降低血浆血栓素A_2（TXA_2）含量、升高前列环素（PGI_2）的含量，在治疗脂肪肝方面有很好的疗效。

2. 治疗动脉粥样硬化

研究发现，降脂红曲微粉可降低颈动脉粥样硬化患者血清血管内皮生长因子（VEGF）水平，显著降低其血清单核细胞趋化蛋白–1（MCP-1）、基质金属蛋白酶–9（MMP-9）水平，起到稳定斑块的作用。红曲可能通过调控血脂，改善血管内皮功能，对老年冠心病颈动脉粥样硬化斑块有稳定作用，可促进斑块逆转。

3. 其他

有学者指出红曲能有效降低肾病综合征患者的血脂，并减少蛋白尿和升高血浆白蛋白，且具有一定的安全性。对红曲提取物治疗边缘性高胆固醇血症心肌梗死患者进行Meta分析，发现红曲提取物可降低非致死性心肌梗死、血管再生和猝死风险。此外，红曲可部分改善乳腺癌根治术后患者生存质量，降低乳腺癌根治术后患者血清糖类抗原125（CA125）、糖类抗原153（CA153）、VEGF、血管内皮生长因子2（VEGFR2）水平，改善乳腺癌根治术后患者免疫功能。红曲水提物对人脐静脉内皮细胞（HUVEC）

具有明显的抑制细胞增殖及迁移的作用，其抑制作用可能是通过抑制
VEGFR2实现的，进而揭示红曲抑制乳腺癌生长转移的作用途径可能是通
过抗血管生成方面实现的。

三、建神曲

【别名】

建曲、百草曲、范志曲、泉州神曲、范志麯、百草麯。

【组成】

为藿香、青蒿等药物细粉与面粉混合发酵而成的加工品。

【性味归经】

苦，温。归脾经、胃经。

【发酵源流】

建神曲发酵源流见表5-8。

表5-8 建神曲发酵源流

朝代	名称	发酵源流	出处
	建神曲	出福建泉州府，开元寺造者佳。此曲采百草罨成，故又名百草曲。以黑青色，煎之成块不散，作清香气者真。色带黄淡者，曰贡曲，力和平，不及青黑者力大，此曲愈陈愈妙。	《本草纲目拾遗》
清代	范志神曲	前胡、大黄、良姜、苍术、莪术、防风、姜黄、山楂、柴胡、厚朴、紫苏、豆蔻、葛根、槟榔、米仁、黄芩、荆芥、麻黄、青皮、使君子、甘草、黄檗、百合、栀子、薄荷、羌活、陈皮、蒲黄、扁豆、杏仁、车前、砂仁、泽兰、独活、木香、益母草、麦芽、乌药、桔梗、诃子、腹皮、猪苓、茯苓、三棱、芡实、草果、半夏、山药、木通、枳实、苏合香、泽泻、香薷、菖蒲、黄连、木瓜、香附、枳壳、赤小豆、花椒各四两，为细末，又用鲜青蒿四两，凤尾草二两，苍耳草三两，大蓼草二两，小蓼草三两，同煎浓汁，又用小麦十五两，洗净略蒸晒干，酒曲粉六两，将前药与曲粉拌匀入草药汁拌揉做成块子，外用荷叶包好，苎麻系紧上笼，蒸一个时辰，取出晾三四时辰。候冷装桶内，稻草一层神曲盖密十二天取出，晒一月余极干，刷去荷叶，露七夜晒七日，干透，收藏。每月晒数次以免霉坏。	《寿世良方》

续表

朝代	名称	发酵源流	出处
清代	范志神曲	苍术、白芷、苍耳、大黄、钩藤、半夏（制）、枳壳、蔓荆子、槟榔、荆芥、甘草、独活各二两，川芎、升麻、柴胡、木瓜、大青叶各半两，草果仁、麻黄（去节）、细辛、厚朴、苏木各一两，鲜姜六两，42味（选上好药料）。炭火煎浓，用雨前茶叶十五斤，将药汁拌收。烈日中晒五六日干透，贮瓷瓶内。每服三钱，用阴阳水送服。	《卫生鸿宝》
	万应神曲糕	此福建泉州府秘方也。前胡、大黄、良姜、苍术、莪术、防风、姜黄、山楂、柴胡、厚朴、紫苏、豆蔻、葛根、槟榔、苡米、黄芩、荆芥、麻黄、青皮、使君子、甘草、黄柏、百合、栀子、薄荷、羌活、陈皮、蒲黄、扁豆、杏仁、车前、砂仁、泽兰、独活、木香、益母草、麦芽、乌药、桔梗、诃子、腹皮、猪苓、茯苓、三棱、芡实、草果、半夏、淮山药、木通、枳实、藿香、建泻、香薷、菖蒲、黄连、木瓜、香附、枳壳、小豆、花椒，以上各四两，共为细末。又用鲜青蒿四斤，凤尾草二斤，苍耳草三斤，大蓼草二斤，小蓼草三斤，以上5味同煎浓汁，又用小麦十五斤洗净，略蒸，晒干，酒曲粉六两。	《验方新编》

【现行发酵工艺】

总结全国炮制规范中的建神曲发酵工艺见表5-9。

表5-9 建神曲现行发酵工艺

炮制规范名称	处方组成	炮制方法
安徽省中药饮片炮制规范（2019年版）	藿香6kg、青蒿6.5kg、辣蓼草6.5kg、苍耳草6.5kg、苦杏仁4kg、赤小豆4kg、炒麦芽9kg、炒谷芽9kg、炒山楂9kg、陈皮6kg、紫苏6kg、香附6kg、苍术6kg、炒枳壳3kg、槟榔3kg、薄荷3kg、厚朴3kg、木香3kg、白芷3kg、官桂1.5kg、甘草1.5kg、面粉10.5kg、生麸皮21kg	各药共研细粉与生麸皮混匀，再将面粉制成稀糊，趁热与上述混合各药揉合制成软材，压成块状，发酵，取出，干燥
四川省中药饮片炮制规范（2015年版）	蓼子草6.6g、苍耳草6.6g、青蒿6.6g、苦杏仁4g、赤小豆4g、麦芽9g、山楂（炒）9g、陈皮6g、广藿香6g、苍术6g、厚朴3g、川木香3g、白芷3g、槟榔3g、枳壳（麸炒）3g、紫苏6g、薄荷3g、稻芽9g、官桂1.5g、香附6g、甘草1.5g、麦麸21.2g、面粉10.6g	建曲方中的23味，除麦麸、面粉外，其余蓼子草等21味药粉碎成细粉，与麦麸混匀，过3~4号筛，再将面粉制成适量稀糊，趁热与上述药粉揉合均匀，以手捏成团，掷之即散为宜，制成方块，置发酵箱内，块间留有空隙，上盖麻袋或稻草，置密闭室内发酵至药块遍起白霉，有酒香气时取出，干燥

续表

炮制规范名称	处方组成	炮制方法
浙江省中药炮制规范（2015年版）	广藿香6.6kg、青蒿6.6kg、辣蓼6.6kg、苍耳子6.6kg、苦杏仁4kg、赤小豆4kg、麦芽9kg、谷芽9kg、炒山楂9kg、陈皮6kg、紫苏叶6kg、香附6kg、苍术6kg、麸炒枳壳3kg、槟榔3kg、薄荷3kg、厚朴3kg、川木香3kg、白芷3kg、肉桂1.5kg、甘草1.5kg	各药粉碎成细粉，与麸皮21.2kg、面粉10.6kg混匀，制成长方形块，发酵至药块遍起白霉、有酒香气时取出，干燥
山东省中药材标准（2012年版）	枳壳、杭白芍（酒炒）、川厚朴（姜汁炒）、车前子、芡实、陈皮、香薷、泽兰各750g，麸炒枳实、香附、莪术（酒炒）、何首乌、醋延胡索、炒槟榔、高良姜（赤土炒）、醋青皮、光三棱（醋炒）、大黄（浸酒500g）、泽泻（沙炒）、砂仁（姜汁炒）、酒黄芩、麦芽（炒）、黄柏（炒）、防风（去净毛）、木香、山楂皮、茯苓皮、甘草、白粉刈、藿香、全紫苏、白芥子、荆芥、苍术（大米糖炒）、柴胡各500g，炒白扁豆、薄荷各1000g，炒栀子、使君子（带壳）各1250g，川花椒（炒）375g，杏仁2000g，姜黄、羌活各250g，法白曲312.5g	以上各药合并，磨成细末，过筛，加入赤小豆、小麦（均需浸透碾碎）各4000g，麦皮、麦粉各1000g，混合拌匀。另取青蒿草、赤柱草、苍耳草各1000g，切碎煎烫（称为3味烫），与上药混合，反复揉匀，入印模内压成小块，稍凉后用稻草覆盖，使充分发酵外表长出黄色菌丝时，取出晒干，然后再用适当的火力（控制在36℃）烘烤，储藏4个月后，取出再晒，刷去霉毛即成
江西省中药饮片炮制规范（2008年版）	辣蓼6.6g、苍耳草6.6g、青蒿6.6g、苦杏仁4g、赤小豆4g、麦芽9g、山楂（炒）9g、陈皮6g、广藿香6g、苍术6g、厚朴3g、川木香3g、白芷3g、槟榔3g、枳壳（麸炒）3g、紫苏6g、薄荷3g、谷芽9g、官桂1.5g、香附6g、甘草1.5g、麦麸21.2g、面粉10.6g	建曲23味药物，除麦麸、面粉外，其余辣蓼等21味粉碎成细粉，与麦麸混匀，过筛，再将面粉制成适量稀糊，趁热与上述药粉揉合均匀，以手捏成团，掷之即散为宜，制成方块，置发酵箱内，块间留有空隙，上盖麻袋或稻草，置密闭室内发酵至药块遍起白霉，有酒香气时取出，炕干
重庆市中药饮片炮制规范及标准（2006年版）	厚朴（姜汁炙）10g、薄荷10g、建菖蒲2.5g、谷芽（炒）10g、麦芽（炒）10g、官桂10g、紫苏10g、山楂（炒）10g、苍术（麸炒）10g、香薷10g、白芷5g、枳实5g、陈皮10g、山柰5g、川木香10g、甘草2.5g、糯米藤根22.5g、川木通10g、高良姜2.5g、藿香10g、酒曲0.75g	除酒曲外，其余各药共研细粉，与麦麸23.3g混匀，过3~4号筛，用温水将药粉与酒曲混合搅拌均匀，置30~35℃室内发酵，以药物发泡，有特异香气溢出，表面生白霉为度，发酵后的药料加入面粉11.65g，搅拌均匀，成形，干燥，即得

续表

炮制规范名称	处方组成	炮制方法
江苏省中药饮片炮制规范（2002年版）	每10.5kg面粉，21kg生麸皮，用藿香6kg、青蒿6.5kg、辣蓼草6.5kg、苍耳草6.5kg、苦杏仁4kg、赤小豆4kg、炒麦芽9kg、炒谷芽9kg、山楂（炒）9kg、陈皮6kg、紫苏6kg、香附6kg、苍术6kg、炒枳壳3kg、槟榔3kg、薄荷3kg、厚朴3kg、木香3kg、白芷3kg、官桂1.5kg、甘草1.5kg	建曲各药共研细粉与生麸皮混匀，再将面粉制成稀糊，趁热与上述混合药粉揉合制成软材，压成块状，发酵，取出，干燥
北京市中药炮制规范（1986年版）	（1）陈皮720g、麦芽（炒）960g、厚朴（姜炙）360g、木香180g、苍术（炒）60g、甘草120g、神曲（麸炒）720g、山楂720g、紫苏叶120g、广藿香120g、青蒿240g、青茶240g。以上12味、粉碎成粗粉。大米粉240g，冲糊。檀香粉90g，发酵后再加入 （2）陈皮720g、青皮（醋炙）480g、猪苓360g、香薷240g、枳实（砂烫）480g、杉木皮120g、广藿香600g、生姜150g、苍术（炒）480g、枳壳（麸炒）600g、浮小麦8540g、苦杏仁（去皮炒）480g、白术（麸炒）480g、麦芽（炒）480g、扁豆（去皮）480g、白酒曲480g、香附（醋炙）600g、丁香600g、砂仁480g、茯苓1920g、山楂（炒）480g、泽泻600g、槟榔5280g、法半夏5280g。以上24味、粉碎成粉。白面24kg、蓼子1.5kg切小段	（1）取陈皮等12味，粉碎成细粉、与大米糊混匀、闷2～3天发酵，再加檀香粉混匀，搓条切中块，晒干 （2）取陈皮等24味，粉碎成粗粉，白面、蓼子段、加水混匀，闷约1～2天发酵后，搓条切中块、晒干
甘肃省中药饮片炮制规范（1980年版）	陈皮3kg、厚朴15kg、木香0.75kg、苍术0.25kg、甘草0.5kg、麦芽4kg、神曲3kg、山楂3kg、紫苏叶0.5kg、藿香0.5kg、青蒿1kg、青茶1kg	以上共同粉碎成粗粉、用米汤拌匀（面汤亦可），放入模子中印成约60g小块，印前模子内撒檀香末，发酵后晒干

续表

炮制规范名称	处方组成	炮制方法
中华人民共和国卫生部药品标准·中药成方制剂（第17册）	辣蓼6.6g、苍耳草6.6g、青蒿6.6g、苦杏仁4g、赤小豆4g、麦芽9g、山楂（炒）9g、陈皮6g、广藿香6g、苍术6g、厚朴3g、川木香3g、白芷3g、槟榔3g、枳壳（麸炒）3g、紫苏6g、薄荷3g、谷芽9g、官桂1.5g、香附6g、甘草1.5g、麦麸21.2g、面粉10.6g	除麦麸、面粉外，其余辣蓼等21味粉碎成细粉，与麦麸混匀，过筛，再将面粉制成适量稀糊，趁热与上述药粉揉合均匀，以手捏成团，掷之即散为宜，制成方块，置发酵箱内，块间留有空隙，上盖麻袋或稻草，置密闭室内发酵至药块遍起白霉，有酒香气时取出，烘干

【工艺优化研究】

采用机器视觉技术和电子鼻技术对建神曲发酵过程中的颜色和气味进行检测，优化其发酵工艺为：温度28~30℃、相对湿度70%~80%条件下发酵30~36h。

【质量评价】

1.炮制规范/标准质量评价

（1）显微鉴别

《中华人民共和国卫生部药品标准·中药成方制剂》（第17册）【鉴别】项内容为：取本品，置显微镜下观察，种皮表皮细胞为栅状，底面观细胞呈多角形，壁稍厚，胞腔大，内含红棕色至红色物质。内胚乳细胞多破碎。无色，纹孔较多，甚大，类圆形或矩圆形。分泌细胞类圆形，含淡黄棕色红棕色分泌物。纤维束周围薄壁细胞含草酸钙方晶，形成晶纤维。

（2）检查

《山东省中药饮片炮制规范》（2012年版）【检查】项规定：水分不得过10.0%；建神曲总灰分不得过17.0%，焦建神曲不得过18.0%。有研究对酸不溶性灰分进行测定，认为可仅规定酸不溶性灰分不得高于2%。挥发油含量测定结果显示，建神曲挥发油含量为0.25%~0.33%。另有学者建议，建神曲水分含量不得超过8%。

2.质量评价研究

（1）显微鉴别

有研究指出，川产建神曲中可观察到麦芽或稻芽秤片外表皮细胞：表面观长细胞与2个短细胞（栓化细胞、硅质细胞）交互排列，长细胞壁厚，紧密深波状弯曲，短细胞类圆形，有稀疏壁孔；厚朴石细胞类方形、椭圆形、卵圆形或不规则分枝状，直径11～65μm，有时可见层纹；枳实或陈皮的草酸钙方晶，成片存在于果皮中，呈多面体形、斜方形、菱形或双锥形；以及苍耳草的腺毛细胞。

（2）薄层色谱鉴别

有研究尝试建立了建神曲中厚朴、川木香、青蒿的薄层鉴别方法。

厚朴的鉴别：取建神曲10g，加硅藻土5g，研匀，加三氯甲烷40ml，加热回流30min，滤过，滤液用2%氢氧化钠溶液提取2次，每次20ml，合并提取液，用盐酸调节pH值至1～2，用三氯甲烷振摇提取2次，每次20ml，合并三氯甲烷液，用适量水洗涤，无水硫酸钠脱水，滤过，滤液蒸干，残渣加乙酸乙酯0.5ml使溶解，作为供试品溶液。另取对照药材0.5g，同法制成对照药材溶液，照薄层色谱法试验，吸取上述供试品溶液15μl，对照药材溶液5μl，分别点于同一硅胶GF254薄层板上，以环己烷-乙酸乙酯（3∶1）为展开剂，展开，取出，晾干，置紫外光灯（254nm）下检视。供试品色谱中，在与对照药材色谱相应的位置上，显相同颜色的斑点。

川木香的鉴别：取建神曲粉末10g，加乙醚50ml，超声处理20min，滤过，滤液挥干，残渣加甲醇1ml使溶解，作为供试品溶液。取川木香对照药材0.5g，加乙醚10ml，同法制成对照药材溶液。吸取供试品10μl，川木香对照药材溶液5μl，分别点于同一硅胶G薄层板上，以甲苯-乙酸乙酯（19∶1）为展开剂，展开，取出，晾干，喷以5%香草醛硫酸溶液，加热至斑点显色清晰。供试品色谱中，在与对照药材色谱相应的位置上，显相同颜色的斑点。

青蒿的鉴别：取建神曲粉末1g，加甲醇10ml，超声提取30min，过滤，用甲醇定容至10ml，作为供试品溶液。取东莨菪内酯对照品，加甲醇制成每1ml含1mg的溶液，作为对照品溶液。吸取供试品溶液10μl，东莨菪内酯对照品溶液2μl，分别点于同一硅胶G薄层板上，以乙酸乙酯-甲醇-浓氨试液（17∶2∶1）为展开剂，展开，取出，晾干，置紫外光灯（365nm）下检视。供试品色谱中，在与对照品色谱相应的位置上，显相同颜色的斑点。

（3）检查

有学者通过使用超高效液相-串联质谱法（UPLC-MS/MS法）建立快

速测定建神曲中生物毒素米酵菌酸残留的方法：样品用甲醇超声提取，再用氨水调pH值至8，过滤，滤液用Oasis MAX固相萃取柱处理，WATERS HSS T3（100mm×2.1mm，1.8μm）色谱柱分离，以含乙腈−0.1%甲酸的10mmol/L甲酸铵溶液为流动相梯度洗脱，采用负离子电喷雾电离（ESI），工作模式为多反应监测（MRM）模式，为保障其安全性提供了参考。

（4）含量测定

研究发现，不同发酵阶段建神曲间差异性标志物略有不同，芹菜素、新橙皮苷、柚皮苷、橙皮苷和木犀草素等为不同发酵程度建神曲的主要差异性标志物，认为辣蓼、麸炒枳壳、陈皮等原料药可能是建神曲质量控制的关键。

有学者采用HPLC法对定川产建神曲中没食子酸、隐绿原酸、异绿原酸A、异绿原酸B、异绿原酸C这5种主要成分进行了定性和定量研究，并初步建立其HPLC指纹图谱。优化测定方法为：采用YMC−Pack ODS−A色谱柱（250mm×4.6mm，5μm）；流动相为乙腈−0.05%磷酸溶液，梯度洗脱；检测波长300nm；柱温30℃；流速1.0ml/min；进样量10μl。可为其制定质量标准提供参考。

（5）浸出物

有学者用稀乙醇作溶剂，对建神曲采用热浸法进行测定。结果显示，生建神曲、炒神曲、焦神曲的浸出物平均值分别为20.21%、20.15%、18.89%，由此提出建神曲生品的醇溶性浸出物平均含量不得低于16%。

【发酵原理】

采用机器视觉技术和电子鼻技术对建神曲发酵过程中的颜色和气味进行检测，发现随着发酵时间增加，总糖含量明显下降，总蛋白含有量略有增加，淀粉酶、蛋白酶、脂肪酶活力均有不同程度升高。

对不同发酵程度的建神曲化学成分进行探究，发现木犀草素和芹菜素含量在发酵前期及中期均逐渐升高，在发酵后期，二者的含量呈下降趋势。发酵0~48h，柚皮苷和橙皮苷含量先降低，而到了48~96h，二者的含量再次升高。

【发酵效用】

有研究以断奶仔猪为病理模型，以大黄碳酸氢钠片、复方恩诺沙星片为对照，观察建神曲对猪感冒、消化不良的治疗效果。结果显示，建神曲对于猪感冒与消化不良，其高、中剂量治疗组的有效率、治愈率均明显高于低剂量组和对照组。

四、半夏曲

【别名】

夏曲、京夏曲。

【组成】

法半夏、面粉、苦杏仁、赤小豆、鲜青蒿、鲜辣蓼、鲜苍耳秧。

【性味归经】

苦、辛，平。归脾、胃、肺经。

【发酵源流】

半夏曲发酵源流见表5-10。

表5-10 半夏曲发酵源流

朝代	发酵源流	组成	出处
宋代	半夏洗七次，姜汁捣作曲。 半夏洗为末，姜汁作曲。 半夏汤洗七次为末，生姜汁捣和作曲。	半夏、姜汁	《太平惠民和剂局方》
	半夏汤浸七次，切，焙干，用生姜三钱，同捣成曲，焙干。	生姜、半夏末	《圣济总录》
	用生姜三钱同捣成曲，焙干，再为细末。	半夏、生姜	《小儿药证直诀》
	半夏汤洗七次，研成末，姜汁和，候干再为末，姜汁再和，共七八次，取吃之，不辣为度。	半夏、姜汁	《女科百问》
明代	痰分之病，半夏为主。……然必造而为曲，以生姜自然汁、生白矾汤等分共和造曲，楮叶包裹，风干，然后入药。风痰，以猪牙皂角煮汁去渣，炼膏如饧，入姜汁。火痰……，以竹沥或荆沥入姜汁。湿痰……，以老姜煎浓汤，加煅白矾三分之一……。予又以霞天膏加白芥子三分之二，姜汁、矾汤、竹沥造曲，治痰积沉痼者，自能使腐败，随大小便出，或散而为疮，此半夏曲之妙也。	生姜自然汁、生白矾汤、半夏	《韩氏医通》
	若研末掺少许枯矾，拌姜汁捏作小饼，楮叶包裹，风际阴干，此又名半夏曲也。	半夏、枯矾、姜汁	《本草蒙筌》

朝代	发酵源流	组成	出处
明代	今治半夏，惟洗去皮垢，以汤泡浸七日，……或研末以姜汁、白矾汤和作饼，楮叶包置篮中，待生黄衣，日干用，谓之半夏曲。	半夏、姜汁、白矾汤	《本草纲目》
清代	研末，每一两，用入枯矾二钱、姜汁一合，捏饼，楮叶包裹，阴干，又名半夏曲也。	半夏、枯矾、姜汁	《本草新编》

【现行发酵工艺】

总结全国炮制规范中的发酵工艺见表5-11。

表5-11　半夏曲现行发酵工艺

炮制规范名称	处方	发酵工艺
天津市中药饮片炮制规范（2018年版）	小麦粉25kg，姜半夏25kg，苦杏仁0.75kg，赤小豆1.25kg，鲜辣蓼、鲜青蒿、鲜苍耳秧各0.25kg（每鲜品3kg折合干品1kg）	姜半夏粉碎过4号筛（65目）；青蒿、辣蓼、苍耳秧粉碎成粗粉；苦杏仁碾压成粗粉；小麦粉为标准粉；赤小豆串破。将赤小豆煮成粥状和适量沸开水倒入已混合均匀的上述六种原料中充分混合均匀，制成软材，使其发酵48h，待有酵香气时，制成扁状类方形1cm块，干燥后即得
黑龙江省中药饮片炮制规范（2012年版）	清半夏10kg，苦杏仁2kg，红小豆2kg，面粉50kg，青蒿、鲜茳草、鲜苍耳草各2kg	取清半夏、苦杏仁、红小豆，共碾成粗粉，与面粉混合拌匀。另取青蒿、鲜茳草、鲜苍耳草，洗净，切成长段，置锅中加水适量，煎煮至茳草等烂后，放凉，滤过，取滤液与上述粉末混合，倒入铺有薄苘麻叶的木模中，压成块，去掉木模，将料块置30℃、相对湿度70%~80%的室温中，上盖麻袋，使其发酵，至表面全部生黄衣为度，取出，切块，干燥，即得
福建省中药饮片炮制规范（2012年版）	每清半夏100kg，用生姜汁12.5kg、白矾6.25kg、六神曲3.125kg、面粉10kg、生麸皮10kg	取清半夏、六神曲研成细粉；白矾加水适量溶化，加入生姜汁混匀，与上述细粉以及面粉、生麸皮混匀，制成湿颗粒；发酵；取出，制成条状，切块，干燥
湖南省中药饮片炮制规范（2010年版）	清半夏160kg、六神曲5kg、白矾10kg、生姜汁20kg、面粉16kg、麸皮16kg	取清半夏、六神曲研细粉，白矾加水溶化后加入生姜汁，与上述粉及面粉混合拌匀（可加入麸皮），制成颗粒状，经发酵后取出，压成条状，切成小块干燥
四川省中药饮片炮制规范（2015年版）	每100kg法半夏粉，加甘草粉10kg	取法半夏、甘草分别粉碎成细粉（可加适量面粉），混匀，用冷开水搅拌均匀，制成大小适宜的团块，使其发酵至内部疏松起蜂窝眼时，切成小方块，干燥

续表

炮制规范名称	处方	发酵工艺
北京市中药饮片炮制规范（2023年版）	法半夏20kg、面粉100kg、燀苦杏仁4kg、赤小豆4kg、鲜青蒿7kg、鲜辣蓼7kg、鲜苍耳秧7kg	取赤小豆加工成粗粉，加水煎煮2h成粥状（约24kg），发酵2天，备用，另取法半夏、苦杏仁、青蒿、辣蓼、苍耳秧分别粉碎成粗粉，与面粉和赤小豆粥混匀，制成握之成团，掷之即散的软材，置适宜容器内，上盖苘麻叶，保持温度30～35℃、湿度70%～80%，发酵2～4天，待表面遍生出白霉衣时，取出，除去苘麻叶。搓条，切成圆形或6～9mm立方块，烘干（70～75℃）
安徽省中药饮片炮制规范（2005年版）	每100kg法半夏，用赤小豆30kg、苦杏仁30kg、面粉400kg、鲜青蒿30kg、鲜辣蓼30kg、鲜苍耳草30kg	取法半夏、赤小豆、苦杏仁共碾细粉，与面粉混合均匀，加入鲜青蒿、鲜辣蓼、鲜苍耳草之煎出液，搅拌均匀，堆置发酵，压成片状，切成小块，晒干
贵州省中药饮片炮制规范（2005年版）	每100kg清半夏，用生姜汁12.5kg、白矾6.25kg、六神曲3.125kg、面粉10kg、生麸皮10kg	取清半夏、六神曲研成细粉，白矾加水适量溶化，加入生姜汁混匀，与上述细粉以及面粉、麸皮混匀，制成湿颗粒，发酵，取出，制成条状，切块，干燥
江苏省中药饮片炮制规范（2002年版）	每16kg面粉、16kg麸皮，用清半夏160kg、生姜汁20kg、白矾10kg、六神曲5kg	取清半夏、神曲研细粉，白矾加水适量溶化后加入生姜汁，与上述细粉及面粉、生麸皮混合拌匀，制成颗粒状软材，经发酵后，取出，压成条状，切成小块，干燥
吉林省中药饮片炮制规范（1986年版）	每100kg白面，用生苦杏仁、红小豆各10kg，鲜青蒿、鲜荭草、鲜苍耳草各4kg，清半夏20kg	取清半夏、生苦杏仁、红小豆串为粗末，与白面拌匀。另取鲜青蒿、鲜荭草、鲜苍耳草，洗净，切成20mm段，置锅中，加适量水，加热熬至鲜荭草等烂后，晾凉，过滤。取滤汁和面，成散疙瘩状，倒入铺有鲜苘麻叶的模型中，压成块，取出，放入用鲜青蒿铺底的容器内，盖严发酵，约10～15天，至曲块外呈棕褐色，内色与外色一致时，取出晒干

【工艺优化研究】

1. 发酵处方

有研究以半夏曲的淀粉酶活力、蛋白酶活力和小肠推动率为评价指标，使用单因素方差与秩和检验进行分析，得到半夏曲的最佳发酵处方为：清半夏80g、法半夏80g、六神曲原料5g、白矾10g、生姜汁20g、面粉32g。

2.发酵条件

对半夏曲中筛选出的4种优势菌[枯草芽孢杆菌（*Bacillus subtilis*）、宛氏拟青霉（*Paecilomyces variotii*）、丝衣霉菌（*Byssochlamys spectabilis*）、黑曲霉（*Aspergillus niger*）]的最适宜生长温度和pH值进行测定，发现其最适宜生长温度分别为35℃、29℃、29～31℃、39℃，最适宜pH值分别为7.0、7.0、7.5、7.0。

【质量评价】

1.炮制规范/标准质量评价（表5-12）

表5-12　半夏曲质量评价方法

炮制规范名称	【鉴别】项	【检查】项	【浸出物】项
四川省中药饮片炮制规范（2015年版）	（1）本品粉末呈棕黄色。纤维成束，周围薄壁细胞含草酸钙方晶，形成晶纤维（甘草）。草酸钙针晶存在于椭圆形黏液细胞中，或随处散在，针晶长20～144μm（半夏） （2）以甘草、半夏为对照药材，照薄层色谱法，供试品色谱中，在与对照药材色谱相应的位置上，显相同颜色的斑点	水分不得过8.0%；总灰分不得过7.0%；每1000g含黄曲霉毒素B_1不得过5μg，含黄曲霉毒素B_1、黄曲霉毒素B_2、G_1、G_2的总量不得过10μg	水溶性浸出物不得少于3.0%
北京市中药饮片炮制规范（2023年版）	（1）本品粉末棕黄色。草酸钙针晶散在或成束存在于椭圆形黏液细胞中，针晶长13～50μm（法半夏）。种皮栅状细胞红色，表面观呈多角形，直径6～13μm，壁甚厚，胞腔细小如星状，侧面观排成一列，长2~9μm（赤小豆） （2）取本品粉末1g，加乙醇10ml，加热回流1h，滤过，滤液浓缩至0.5ml，作为供试品溶液。另取半夏对照药材1g，同法制成对照药材溶液。照薄层色谱法（《中国药典》2020年版四部通则0502）试验，吸取上述两种溶液各5μl，分别点于同一硅胶G薄层板上，以石油醚（60~90℃）-乙酸乙酯-丙酮-甲酸（30∶6∶4∶0.5）为展开剂，展开，取出，晾干，喷以10%硫酸乙醇溶液，在105℃加热至斑点显色清晰。供试品色谱中，在与对照药材色谱相应的位置上，显相同颜色的斑点	水分不得过11.0%（《中国药典》2020年版四部通则0832第二法）；黄曲霉毒素照真菌毒素测定法（《中国药典》2020年版四部通则2351）测定，本品每1000g含黄曲霉毒素B_1不得过5μg，含黄曲霉毒素G_2、黄曲霉毒素G_1、黄曲霉毒素B_2和黄曲霉毒素B_1的总量不得过10μg	—

2. 质量评价研究

除了药材标准/规范中的质量评价方法，还有一些研究对半夏曲的质量评价方法做了进一步补充，为其质量标准的完善提供依据。

（1）薄层色谱鉴别

以精氨酸、丙氨酸、缬氨酸、亮氨酸为对照品。照薄层色谱法，供试品色谱中，在与对照品色谱相应的位置上，显相同颜色的斑点。

（2）检查

白矾限量：本品按干燥品计算，含白矾以含水硫酸铝钾计，不得过12.0%。

微生物限量：半夏曲中枯草芽孢杆菌、宛氏拟青霉、丝衣霉菌、黑曲霉的最低检测限度分别为584、622、0.272、500拷贝/μl，可用于半夏曲中微生物的检测及定量。

（3）浸出物测定

以95%乙醇为溶剂，测定半夏和半夏曲中的醇溶性浸出物的含量，得到结果：半夏曲冷醇浸出物为25.6%，热醇浸出物为27.94%。

（4）含量测定

有研究制定了半夏曲的含量测定标准。本品按干燥品计算，含总酸以琥珀酸（$C_4H_6O_4$）计，不得少于0.35%。此外，另有研究采用自动电位滴定法测定半夏曲中的总有机酸含量在0.42%~0.87%。

【发酵原理】

采用GC–MS的方法研究半夏曲发酵前后挥发性成分变化。结果显示，具有刺激性的甲基庚烯酮减少，具有保护胃黏膜细胞作用的姜烯和姜黄烯明显增加。苯乙醇是一种具有玫瑰香味的芳香醇，半夏曲发酵后具有的特殊香气可能与苯乙醇的增加有关。也有研究认为脂肪酸、脂肪酸酯、倍半萜和单萜类为挥发油中的主要成分，是半夏曲祛痰和平喘的主要药效成分。

【发酵效用】

半夏曲可以通泄消导、燥湿化痰而协助病理产物排出体外，常用量为9~15g。神曲、半夏曲和红曲是临床治疗高脂血症的常用配伍。

对半夏曲发酵前后对正常小鼠及脾虚积滞模型小鼠胃肠运动的影响进行研究，半夏曲发酵后能提高正常小鼠及脾虚积滞模型小鼠小肠推进率及胃排空率，明显提高小鼠胃泌素、胆碱酯酶的分泌水平，降低NO的分泌水平。因此，半夏曲发酵后较发酵前对小鼠胃肠道促进作用更强，可显著改善小鼠的消化功能。治疗脾虚积滞证可以选用半夏曲。

五、霞天曲

【组成】

组成1：神曲、沉香、牛肉；组成2：生半夏、川贝母、霞天胶。

【性味归经】

甘、微苦，温。归脾、肺经。

【发酵源流】

霞天曲发酵源流见表5-13。

表5-13　霞天曲发酵源流

朝代	发酵源流	组成	出处
清代	（……黄牛肉煎汁炼膏，即霞天膏，和半夏末为曲，名霞天曲，……）……草庵七日，待生黄衣晒干，悬挂风处，愈久愈良。	黄牛肉、半夏	《本草备要》

【现行发酵工艺】

总结全国炮制规范/著作中的霞天曲发酵工艺见表5-14。

表5-14　霞天曲现行发酵工艺

炮制规范/著作名称	处方	发酵工艺
北京市中药炮制规范（1986年版）	神曲8g、沉香1g、牛肉2g	取神曲、沉香细粉，再用牛肉汁适量拌入细粉内，搅拌均匀，置模子内印成长块，晒干
《中国临床药物大辞典·中药成方制剂卷》	党参、霞天胶、茯苓、白术（炒）、陈皮、甘草（炙）、半夏（制）	以上7味，霞天胶加热水融化，其余党参等6味粉碎成粗粉，过筛，混匀，加上述胶液搅匀，制成块，干燥，即得
《中药炮制大全》	制半夏、焦冬术、白茯苓各9kg，党参12kg，炙甘草4.5kg，广陈皮4.5kg，霞天膏12kg	先将霞天膏置适当容器中用热水加热使之熔解。其他各药粉碎后，将熔解的霞天膏倾入，混合均匀，盖好，待生黄衣后，再用涂有麻油的模印压制成曲，然后干燥即成。（霞天膏的制备：用肥嫩黄牛肉15～20kg，洗极净，水煎成糜，滤去滓，再熬成膏即得）

【发酵效用】

1. 治疗泄泻

霞天曲常用于治疗由饮食不节，劳倦过度，忧思日久，禀赋不足，年老体衰，大病初愈，调养失慎等所致的泄泻，大便稀溏，色淡无臭味，夹有不消化食物残渣，食后易泻，吃多后见腹胀，大便量多，食欲缺乏，面色萎黄，神疲倦怠，形体瘦弱，舌质淡，苔薄白，脉虚无力。

2. 治疗痰饮

霞天曲常用于治疗由痰气壅塞所致的痰饮，症见胸闷，心悸，神昏，恶心欲吐，口淡不渴，舌淡，苔薄白，脉沉弱或沉滑。

六、采云曲

【别名】

云曲、采芸曲。

【组成】

紫苏、广藿香、白术（炒）、苍术（炒）、六神曲（焦）、槟榔、陈皮、山楂（焦）、麦芽（炒）、檀香、茯苓、白矾。

【性味归经】

辛、酸、微苦，温。归肝、肺、胃经。

【现行发酵工艺】

总结全国炮制规范/著作中的采云曲发酵工艺见表5-15。

表5-15 采云曲现行发酵工艺

炮制规范/著作名称	处方	炮制工艺
中华人民共和国卫生部药品标准·中药成方制剂（第17册）	白术（炒）86g、薄荷26g、六神曲（焦）86g、枳壳（炒）26g、麦芽（炒）86g、厚朴（制）22g、山楂（焦）86g、广藿香22g、紫苏86g、肉桂16g、青皮44g、羌活16g、桔梗44g、木香16g、白芷32g、片姜黄16g、槟榔32g、甘草16g、陈皮32g、草果（炒）16g、檀香32g、半夏（制）10g、茯苓32g、干姜10g、苍术（炒）32g、白矾10g、白芍（炒）32g	以上27味，粉碎成粗粉，过筛，混匀；另取适量麦粉，调成稀糊，与上述粗粉混匀，制成颗粒，干燥，制成1000g，即得

续表

炮制规范/ 著作名称	处方	炮制工艺
中国临床药物大辞典·中药成方制剂卷	白术（炒）、薄荷、六神曲（焦）、枳壳（炒）、麦芽（炒）、厚朴（制）、山楂（焦）、广藿香、紫苏、肉桂、青皮、羌活、桔梗、木香、白芷、片姜黄、槟榔、甘草、陈皮、草果（炒）、檀香、半夏（制）、茯苓、干姜、苍术（炒）、白矾、白芍（炒）	以上27味，粉碎成粗粉，过筛，混匀；另取适量麦粉，调成稀糊，与上述粗粉混匀，制成颗粒，干燥，即得

【质量评价】

《中华人民共和国卫生部药品标准·中药成方制剂》（第17册）关于采云曲的质量评价方法如下。

1. 性状

本品为深黄色或淡棕色的颗粒，气香，味苦。

2. 鉴别

取本品1g，炽灼至灰白色，放冷，加稀醋酸3滴与水5ml，搅拌，滤过。取滤液照下述方法试验。

（1）取滤液1ml，加氯化钡试液1～2滴，即生成白色沉淀，在盐酸或硝酸中沉淀均不溶解。

（2）取滤液1ml，加氢氧化钠试液1～2滴，即生成胶状沉淀，加入过量的氢氧化钠试液，沉淀复溶解。

（3）取滤液1ml，加亚硝酸钴钠试液数滴，即生成黄色沉淀。

3. 检查

水分不得过10%。

【发酵效用】

1. 改善痞满

采云曲常用于治疗由脾胃虚弱，功能失调，升降失司，胃气壅塞所致的痞满。症见胃脘痞闷，胀满时减，喜温喜按，食少不饥，身倦乏力，少气懒言，大便溏薄，舌质淡，苔薄白，脉沉弱或虚大无力。

2. 治疗呕吐

采云曲还可用于治疗由外邪、饮食等邪气犯胃，致胃失和降，胃气上逆所致的呕吐，症见呕吐物酸腐，脘腹胀满拒按，嗳气厌食，得食更甚，吐后反快，大便或溏或结，气味臭秽，苔厚腻，脉滑实。

七、沉香曲

【组成】

沉香、檀香等药与六神曲混合加工制成。

【性味归经】

苦，温。归肝、肺、胃经。

【发酵源流】

沉香曲首载于1936年出版的《饮片新参》，有"理脾胃气，止痛泻，消胀满""阴虚内热者慎用"等记载。1937年，《丸散膏丹集成》记载了沉香曲的药物组成：沉香、木香各200g，柴胡、厚朴（姜制）、豆蔻、砂仁、郁金、葛根各100g，防风、乌药、枳壳（麸炒）、陈皮、桔梗、槟榔、麦芽（炒）、谷芽（炒）、前胡、青皮（麸炒）、白芷各400g，檀香、降香、羌活、藿香各300g，甘草150g。

【现行发酵工艺】

总结全国炮制规范中的沉香曲发酵工艺见表5-16。

表5-16 沉香曲现行发酵工艺

炮制规范名称	处方	炮制工艺
天津市中药饮片炮制规范（2018年版）	沉香62.5g、厚朴31.25g、砂仁31.25g、青皮125g、葛根125g、桔梗125g、红谷芽125g、枳壳125g、降香93.75g、木香62.5g、郁金31.25g、防风125g、前胡125g、槟榔125g、藿香93.75g、甘草46.875g、柴胡31.25g、白蔻31.25g、麦芽125g、乌药125g、陈皮125g、白芷125g、檀香93.75g、羌活93.75g。以上24味群药的细粉每500g，使用小麦粉150g	将容器内加入适量清水，取小麦粉倒入水中，拌合均匀，加热，边加热边搅拌成稠糊状；将24种中药的细粉倒入小麦粉稠糊中，边倒边搅动、至均匀为度；分别取出揉坨、轧成约2mm厚饼状、改切成1.5~2cm小块晒干或晾干即得
北京市中药饮片炮制规范（2023年版）	沉香10g、檀香5g、姜厚朴5g、六神曲40g、面粉16g	取沉香、檀香、姜厚朴、六神曲粉碎成细粉，另取面粉打成糊，与药粉混合成坨，加工成长方块，干燥

续表

炮制规范名称	处方	炮制工艺
安徽省中药饮片炮制规范（2005年版）	广木香2kg、广藿香3kg、檀香3kg、羌活3kg、葛根4kg、前胡4kg、桔梗4kg、枳壳4kg、槟榔4kg、白芷4kg、谷芽（炒）4kg、麦芽4kg、青皮4kg、陈皮4kg、防风4kg、柴胡1kg、厚朴1kg、郁金1kg、豆蔻1kg、生甘草1.5kg、乌药10kg	各药共研细粉，混匀；取沉香2kg，单独研细粉，另存；取六神曲20kg加适量水制成稀糊，与混合药粉混匀，制成软材；压入已撒匀沉香粉的模型中制成块状，干燥
江苏省中药饮片炮制规范（2002年版）	沉香2kg、广木香2kg、广藿香3kg、檀香3kg、羌活3kg、葛根4kg、前胡4kg、桔梗4kg、枳壳4kg、槟榔4kg、白芷4kg、谷芽（炒）4kg、麦芽4kg、青皮4kg、陈皮4kg、防风4kg、柴胡1kg、厚朴1kg、郁金1kg、豆蔻1kg、生甘草1.5kg、乌药10kg、六神曲20kg	除六神曲外，其余各药共研细粉，混匀。沉香单独研细粉，另存。六神曲加适量水制成稀糊，与上述药粉混匀，制成软材，压入已撒匀沉香粉的模型中制成块状、干燥
陕西省中药饮片标准（2009年版）	沉香200g、木香200g、柴胡100g、厚朴100g、豆蔻100g、砂仁100g、郁金100g、陕防风400g、粉葛400g、乌药400g、枳壳400g、陈皮400g、桔梗400g、槟榔400g、麦芽400g、谷芽400g、硬前胡400g、青皮400g、白芷400g、檀香300g、降香300g、羌活400g、广藿香300g、甘草（蜜）150g、陕六神曲2000g	以上25味，陕六神曲粉碎成细粉，加水制成稀糊；其余24味，粉碎成细粉，过筛，混匀，与上述陕六神曲稀糊搅匀，制成块状，低温干燥，即得
浙江省药品标准（1985年版）	沉香20g、乌药40g、羌活30g、枳壳40g、厚朴10g、槟榔40g、柴胡10g、陈皮40g、青皮40g、降香30g、谷芽（炒）40g、檀香30g、前胡40g、郁金10g、葛根40g、桔梗40g、木香20g、甘草15g、广藿香30g、防风40g、砂仁10g、麦芽（炒）40g、豆蔻10g、白芷40g	以上24味，粉碎成粗粉，过筛，混匀。每100g粉末另加麦粉45g制成的稀糊搅匀，制成曲块，低温干燥，即得

【质量评价】

1. 炮制规范/标准质量评价

《北京市中药饮片炮制规范》（2023年版）中关于沉香曲的质量评价方法如下。

（1）性状

本品呈长方块状或圆柱状，长约1~2cm，宽约1cm，厚约1cm。表面灰色至灰黄色，粗糙有裂隙。质硬脆。气香，味微苦。

（2）鉴别

1）本品粉末棕黄色、纤维管胞长梭形，多成束，纹孔相交成十字形、人字形；韧型纤维单小散在，有单斜纹孔；导管为具缘纹孔；树脂团块黄棕色，草酸钙柱晶少见。

2）取本品30g，置圆底烧瓶中，加水200ml，连接挥发油测定器，自测定器上端加水至刻度，再加乙醚1ml，连接回流冷凝管，加热至微沸，并保持3小时，放冷，分取乙醚液，作为供试品溶液。另取檀香醇对照品。加乙醚制成每1ml含5μl的溶液（或取檀香油对照品：加乙醚制成每1ml含10μl的溶液作为对照品溶液。照薄层色谱法（《中国药典》2020年版四部通则0502）试验，吸取上述两种溶液各10μl，分别点于同一硅胶G薄层板上，以石油醚（60～90℃）－乙酸乙酯（17∶3）为展开剂，展开，取出，晾干。喷以对二甲氨基苯甲醛溶液（取对二甲氨基苯甲醛0.25g，溶于冰醋酸50g中，加85%磷酸5g与水20ml混匀），在80～90℃加热至斑点显色清晰。供试品色谱中，在与对照品色谱相应的位置上，显相同的紫蓝色斑点。

3）取本品粉末0.5g，加甲醇5ml，密塞，振摇30分钟，滤过，滤液作为供试品溶液。另取厚朴酚对照品与和厚朴酚对照品，加甲醇制成每1ml各含1mg的混合溶液，作为对照品溶液。照薄层色谱法（《中国药典》2020年版四部通则0502）试验，吸取上述两种溶液各5μl，分别点于同一硅胶G薄层板上，以甲苯－甲醇（27∶1）为展开剂，展开，取出，晾干，喷以1%香草醛硫酸溶液，在100℃加热至斑点呈色清晰。供试品色谱中，在与对照品色谱相应的位置上，显相同颜色的斑点。

（3）检查

水分不得过11.0%（《中国药典》2020年版四部通则0832第二法）；总灰分不得过7.0%（《中国药典》2020年版四部通则2302）。

（4）浸出物

照醇溶性浸出物测定法（《中国药典》2020年版四部通则2201）项下的热浸法测定，用乙醇作溶剂，不得少于11.0%。

2. 质量评价研究

除了药材标准/规范中的质量评价方法，还有一些研究对沉香曲的质量评价方法做了进一步补充，为质量标准的完善提供依据。

（1）鉴别

有研究通过单因素考察以及正交试验建立适合的电子鼻检测方法鉴别沉香和沉香曲。经参数优化后的径向基函数神经网络、广义回归神经网络和概率神经网络对验证组沉香和沉香曲的识别正确率均可达100%，认为电子鼻和人工神经网络技术可利用沉香和沉香曲气味的不同对两者进行有效区分。

（2）含量测定

有学者建立高效液相色谱法测定沉香曲中羌活醇、异欧前胡素、木香烃内酯和去氢木香内酯的含量。检测条件为：色谱柱为Hypersil C_{18}柱（250mm×4.6mm，5μm）；流速：0.9ml/min；检测羌活醇和异欧前胡素的流动相为乙腈-0.5%磷酸溶液（67∶33），检测波长：312nm；检测木香烃内酯和去氢木香内酯的流动相为乙腈-甲醇-1%冰醋酸溶液（45∶24∶31），检测波长：225nm。此法测定结果准确性高、灵敏度高、重复性好，可为沉香曲质量标准的建立提供参考。

【发酵原理】

沉香曲中的活性成分包括羌活醇、异欧前胡素、木香烃内酯和去氢木香内酯。其中羌活醇提取物对肝脏有保护作用。

【发酵效用】

沉香曲能疏表化滞、疏肝和胃，用于治疗肝胃气滞、胸闷脘胀、胁肋作痛、呕吐吞酸等症。临床常应用沉香曲治疗痞满，由表邪未尽，肝胃气滞所致。症见胸脘痞闷不舒，胁肋作痛，食欲缺乏，吞酸呕吐，心烦易怒，时作太息，微恶风寒，舌苔薄白，脉浮而弦；慢性胃炎、消化不良等见上述证候者。

现有研究显示，沉香曲多被临床用于治疗胃痛、急腹症、消化不良、呃逆呕吐、消化性溃疡等消化系统疾病，将其用于治疗慢性肝胆疾病、身体水肿等疾病的方剂中，临床疗效良好。

实验研究认为，沉香曲可能通过提高肝缺血再灌注损伤模型大鼠肝组织谷胱甘肽过氧化物酶活力，提高对氧自由基的清除能力，减轻脂质过氧化损伤，进而起到了肝脏保护作用。研究表明木香烃内酯能有效抑制脂多糖诱导的巨噬细胞、炎性小体和NF-κB的激活，对炎症反应有缓解的作用。此外，去氢木香内酯能抑制由氯化钾引起的兔离体主动脉收缩，异欧前胡素对结核分枝杆菌有抑制作用。

八、淡豆豉

【别名】

香豉、豉、淡豉、大豆豉。

【组成】

桑叶、青蒿、大豆。

【性味归经】

苦、辛，凉。归肺、胃经。

【发酵源流】

淡豆豉发酵源流见表5-17。

表5-17 淡豆豉发酵源流

朝代	发酵源流	组成	出处
	先以酢酒溲蒸曝燥，以麻油和，又蒸曝，凡三过，乃末椒、干姜屑合和，以进食，胜今作油豉也。	醋、酒、麻油、花椒、干姜	《本草经集注》
南北朝	（1）常夏五月至八月，是时月也，率一石豆，熟澡之，渍一宿。明日出蒸之，手捻其皮破则可便敷于地。地恶者，亦可席上敷之。令厚二寸许。豆须通冷。以青茅覆之，亦厚二寸许。三日视之，要须通得黄为可。去茅，又薄摊之，以手指画之，作耕垄。一日再三，如此，凡三日，作此可止。更煮豆取浓汁，并秫米、女曲五升，盐五升，合此豉中。以豆汁洒溲之，令调。以手抟，令汁出指间，以此为度。毕，内瓶中，若不满瓶，以矫桑叶满之。勿抑。乃密泥之中庭。二十七日出，排曝令燥。更蒸之时，煮矫桑叶汁，溲漉之，乃蒸。如炊熟久，可复排之。此三蒸曝则成。	大豆、青茅、秫米、女曲、盐、桑叶	《齐民要术》
	（2）随作多少，精择豆，渍一宿，旦炊之，与炊米同。若作一石豉，炊一石豆。熟，取出茅卧之，如作女曲形。二七日，豆生黄衣。簸去之，更曝令燥。后以水浸令湿，手抟之，使汁出，从指岐间出为佳。以著瓮器中，掘地作坑，令足容瓮器。烧坑中令热，内瓮著坑中。以桑叶盖豉上，厚三寸许。以物盖瓮头令密，涂之。十许日，成。出，曝之，令浥浥然。又蒸熟，又曝，如此三遍，成矣。	大豆、青茅、桑叶	

续表

朝代	发酵源流	组成	出处
唐朝	陕府豉汁，甚胜于常豉。以大豆为黄蒸，每一斗加盐四升，椒四两，春三日，夏二日，冬五日即成。半熟，加生姜五两，既洁且精，胜埋于马粪中。黄蒸，以好豉心代之。	大豆、盐、花椒、生姜	《食疗本草》
明朝	（1）大黑豆不拘多少，甑蒸香熟为度，取出摊置笊篱中，乘温热放在无风处，四围上下用黄荆叶或青蒿紧护之，数日取开，豆上生黄衣已遍，取出晒一日。次日温水洗过，或用紫苏叶切碎和之，烈日曝十分干，瓷器收贮密封。	大黑豆、黄荆叶或青蒿、紫苏叶	《古今医统大全》
	（2）六月六日用黑豆水浸一宿，蒸熟摊席上，以簸扁盖之。三日一看，黄衣上遍后，晒干，簸去其黄衣，再用水拌得所，入瓶内筑实，桑叶塞口，泥封口。日中晒七日，开曝一时，又以水拌入瓶内，如此七次再蒸，映去火气仍入瓶筑实，泥封则成矣。	黑豆、桑叶	
	（3）黑豆煮烂，捞起铺楼板约三寸厚，干草密盖二七盦干尽起黄衣，揭去草取豆饼，干七日然后用。六月六日五更时，用河水洗去黄衣，乘温入木桶内盦之，盦五日取出晒极干，再以净器贮之任用。	黑豆	
	黑大豆二三斗，六月内淘尽，水浸一宿，沥干蒸熟，取出摊席上，候微温，蒿覆。每三日一看，候黄衣上遍，不可太过。取晒簸净，以水拌干湿得所，以汁出指间为准，安瓮中，筑实。桑叶盖厚三寸，密封泥，于日中晒七日，取出，曝一时，又以水拌入瓮。如此七次，再蒸过，摊去火气，瓮收筑封则成矣。	黑大豆、青蒿、桑叶	《本草纲目》
清朝	用黑大豆水浸一宿，淘净蒸熟，摊匀，蒿覆，候上黄衣，取晒，簸净，水拌，干湿得所，安瓮中，筑实。桑叶厚盖，泥封。晒七日取出，曝一时，又水拌入瓮。如此七次，再蒸，去火气，瓮收用。	黑大豆、青蒿、桑叶	《本草备要》

【现行发酵工艺】

《中国药典》2020年版中淡豆豉"制法"项内容为：取桑叶、青蒿各70～100g，加水煎煮，滤过，煎液拌入净大豆1000g中，俟吸尽后，蒸透，取出，稍晾，再置容器内，用煎过的桑叶、青蒿渣覆盖，闷使发酵至黄衣上遍时，取出，除去药渣，洗净，置容器内再闷15～20天，至充分发酵、香气溢出时，取出，略蒸，干燥，即得。

【工艺优化研究】

现代淡豆豉发酵菌种主要来自淡豆豉中分离出来的野生菌株及诱变的

菌株。根据菌种种类和数量，可分为纯种发酵、复合菌种发酵2种方式。有学者发明了以枯草芽孢杆菌纯种发酵淡豆豉的专利。有研究从淡豆豉中分离出米曲霉，诱变筛选得到米曲霉TJTSW001，用此菌株发酵可获得大豆苷元含量高的淡豆豉。另有研究探索建立利用 *Bacillus subtilis* LZL3-1纯菌种发酵淡豆豉的最佳工艺为：发酵时间5.75天、发酵温度29.29℃、接种量为14.89%。此时发酵得到淡豆豉样品纤溶酶活性、异黄酮苷元的转化率、游离氨基酸总量均优于同等条件下自然发酵的淡豆豉样品。此外，复合菌发酵豆豉的研究显示，利用枯草芽孢杆菌、伞枝犁头霉菌和德氏乳杆菌保加利亚亚种组成的复合菌种能为发酵提供更多酶系，使得淡豆豉的风味更加丰富，也更接近自然发酵的淡豆豉。

【质量评价】

1. 炮制规范/标准质量评价

《中国药典》2020年版中关于淡豆豉的质量评价方法为：

（1）性状

淡豆豉应呈椭圆形，略扁，长0.6~1cm，直径0.5~0.7cm。表面黑色，皱缩不平，一侧有长椭圆形种脐。质稍柔软或脆，断面棕黑色。气香，味微甘。

（2）鉴别

1）取本品1g，研碎，加水10ml，加热至沸，并保持微沸数分钟，滤过，取滤液0.5ml，点于滤纸上，待干，喷以1%吲哚醌-醋酸（10:1）的混合溶液，干后，在100~110℃加热约10min，显紫红色。

2）取本品粉末约1g，加乙醇25ml，超声处理30min，滤过，滤液蒸干，残渣加乙醇1ml使溶解，作为供试品溶液。另取淡豆豉对照药材1g，青蒿对照药材0.2g，同法分别制成对照药材溶液。再取大豆苷元对照品和染料木素对照品，分别加乙醇制成每1ml含0.5mg的溶液，作为对照品溶液。照薄层色谱法（《中国药典》2020年版四部通则0502）试验，吸取上述五种溶液各5~10µl，分别点于同一硅胶GF254薄层板上，以甲苯-甲酸乙酯-甲酸（10:4:0.5）为展开剂，展开，取出，晾干，置紫外光灯（365nm）下检视。供试品色谱中，在与青蒿对照药材色谱相应的位置上，显相同颜色的蓝色荧光主斑点；再置紫外光灯（254nm）下检视，供试品色谱中，在与淡豆豉对照药材色谱和对照品色谱相应的位置上，显相同颜色的斑点。

（3）检查

取本品 1g，研碎，加水 10ml，在 50～60℃水浴中温浸 1h，滤过。取滤液 1ml，加 1% 硫酸铜溶液与 40% 氢氧化钾溶液各 4 滴，振摇，应无紫红色出现。

（4）含量测定

本品按干燥品计算，含大豆苷元（$C_{15}H_{10}O_4$）和染料木素（$C_{15}H_{10}O_5$）的总量不得少于 0.040%。

2. 质量评价研究

有研究采用超高效液相色谱 – 串联质谱法（UPLC–MS/MS）检测淡豆豉发酵过程中 4 种黄曲霉毒素的含量，尝试为淡豆豉的微生物检测提供依据。另有研究采用紫外 – 可见分光光度法测定发酵原料中大豆异黄酮类物质含量，探究大豆异黄酮类物质在淡豆豉制备过程中的变化规律，为优化淡豆豉制备工艺、提升其质量控制水平提供参考。

【发酵原理】

1. 提高有效成分含量

与原料大豆相比，发酵后淡豆豉中的必需氨基酸（亮氨酸、蛋氨酸、苏氨酸、组氨酸）及非必需氨基酸（脯氨酸、丙氨酸、甘氨酸、丝氨酸）等的含量均升高。淡豆豉炮制后的 γ– 氨基丁酸（GABA）含量升高，筛选并发现淡豆豉中含有九种生产 GABA 的微生物。GABA 是目前研究较为深入的中枢神经系统抑制性递质，能显著改善小鼠的快感缺失、行为绝望等抑郁症状，可抗焦虑、镇痛、抗惊厥、促进睡眠，在治疗癫痫、帕金森病等疾病方面发挥着重要作用。

2. 促进有效成分吸收

发酵后大豆中影响营养物质被消化吸收的大豆皂苷、大豆异黄酮等抗营养因子被分解，大豆皂苷的总含量降低，大豆皂苷的糖苷键被微生物产生的酶水解，糖基皂苷被分解为低糖链皂苷；而 β– 葡萄糖苷酶作用于糖苷型异黄酮中的氧苷键，使其脱掉葡萄糖基团，供微生物代谢利用，大部分异黄酮从糖苷型转化为生物活性更高、更利于吸收的苷元型。

3. 产生新的有效成分

大豆经过发酵后会产生一种纤溶酶，可通过消化道直接被人体吸收。

豆豉纤溶酶是继纳豆激酶之后发现的一种具有强烈溶解血栓纤维蛋白功能的丝氨酸蛋白酶，具有半衰期长、成本低、副作用小等优点。此外，米曲霉是淡豆豉发酵过程中产生的一类优势菌，β-半乳糖苷酶、纤维素酶、大豆异黄酮糖苷酶等酶类物质是其发酵产物，其中的β-半乳糖苷酶具有降低血糖的作用，可以判断淡豆豉中存在可以降低血糖的有效成分。

【发酵效用】

淡豆豉具解表除烦、宣发郁热的功效，作为药用在汉代已经有明确的记载，临床上常内服用于治疗感冒、胸中烦闷、热郁头痛等。淡豆豉在临床的应用从汉代开始到今天已经发展得非常广泛，近年来随着对其研究的不断深入，研究者们发现淡豆豉还可用于治疗癌症、骨质疏松、冠心病等。

1. 降低血压和抗动脉粥样硬化

通过研究发现淡豆豉中的活性成分异黄酮对血管平滑肌细胞的增殖有抑制作用。血管平滑肌细胞表面存在血管紧张素 II 受体，血管紧张素 II 受体 -1 拮抗剂可介导血管紧张素 II 的促血管平滑肌细胞增殖作用，而异黄酮可阻断 JAK2/STAT 途径的磷酸化，抑制血管平滑肌细胞的增殖，降低血压。淡豆豉异黄酮可能通过 PPAR γ /LXR α /ABCA1 信号通路调节脂质代谢，减少血清炎症表达及肝脏脂质沉积，从而抑制动脉粥样斑块的形成。

2. 抗肿瘤

有临床研究将 96 例肺腺癌术后患者平均分为标准治疗组和淡豆豉治疗组（标准治疗 + 口服淡豆豉粉）进行干预。结果显示，淡豆豉治疗组无患者复发，并且可以改善肺腺癌患者血脂水平，提高抗肿瘤效果，具有统计学意义（$P < 0.05$）。

研究发现，淡豆豉和黑豆提取物可抑制乳腺癌 MCF-7 细胞的增殖，且对癌细胞的凋亡起诱导作用，在同样浓度下，淡豆豉的抑制作用明显优于黑豆。淡豆豉提取物比黑豆提取物中含有更多的大豆苷元、大豆苷和染料木素，这些成分可能是抑制癌细胞增殖的物质基础。研究表明，淡豆豉提取物具有调节癌细胞增殖和促进其凋亡作用，大豆异黄酮类的金雀异黄素可通过使非编码核糖核酸失调，进而达到抗肿瘤作用。淡豆豉提取物可抑制肺癌细胞的增殖、迁移和侵袭，其机制可能与调控 miR155HG/miR-409-3p 的表达有关。

3. 抗抑郁

淡豆豉增加了焦虑模型小鼠在行为实验中的探索欲望，减少了细胞因子和NO的释放，抑制下丘脑-垂体-肾上腺（HPA）轴过度活跃，剂量依赖性地降低神经元一氧化氮合酶（NOS）、促肾上腺皮质激素释放因子（CRF）的蛋白和mRNA表达水平，并能降低HPA轴下游的皮质酮浓度。淡豆豉对人体肠道中的双歧杆菌、乳杆菌、拟杆菌、肠杆菌、肠球菌、产气荚膜梭菌6种常住菌具有不同的调节作用，通过降低厚壁菌门/拟杆菌门的比例，增加拟杆菌门、云杆菌科和芽孢杆菌的相对丰度，发挥缓解小鼠肠道症状的作用。

上述结果证明，淡豆豉可通过调节肠道菌群改善大鼠抑郁行为，淡豆豉的改善焦虑作用与调节肠道微生物群组成和调节HPA轴过度活跃有关。

4. 抗骨质疏松

研究证明，给去卵巢的大鼠灌服淡豆豉提取物12周后，大鼠的骨微结构改善。通过MTT比色法研究淡豆豉和黑豆的乙醇提取物与大鼠颅骨成骨细胞增殖活性的关系，发现随着乙醇提取物剂量不断增加，大鼠颅骨成骨细胞的增殖率升高。成骨细胞增殖率的峰值是36.5%，此时淡豆豉乙醇提取物的浓度为 1×10^{-4}g/L。当提取物浓度超过 1×10^{-4}g/L后，增殖效果下降。在保持浓度不变的前提下，通过对比可发现淡豆豉的乙醇提取物的增殖效果优于黑豆的乙醇提取物。

5. 保护心肌

研究发现，淡豆豉可以调节心肌保护物质的代谢，淡豆豉提取物可降低乳酸脱氢酶（LDH）、肌酸激酶（CK）、MDA的含量，同时明显增加SOD、NO的活性，促使冠脉扩张，改善心肌细胞缺血的情况，减少心肌损伤。此外，淡豆豉提取物可以减少血管内皮细胞受损，使冠脉血流量增加，缓解心肌缺血的状况。

6. 抗辐射

研究发现，淡豆豉提取物所含有的异黄酮可有效地保护受 $^{60}Co\gamma$ 射线损伤小鼠的外周血白细胞、红细胞等，使小鼠内的骨髓有核细胞的减少程度降低，因辐射受损的胸腺、脾脏等免疫器官的萎缩程度也得到改善。因此，认为淡豆豉提取物对低剂量^{60}Coγ辐射损伤小鼠具有明显的保护作用。

九、百药煎

【别名】

制百药煎、百草煎。

【组成】

五倍子、茶叶、酒曲。

【性味归经】

酸、甘，平。归心、肺、胃经。

【发酵源流】

百药煎发酵源流见表5-18。

表5-18 百药煎发酵源流

朝代	发酵源流	组成	出处
明代	新鲜五倍子十斤，舂捣烂细，磁缸盛，稻草盖合，七昼夜，取出复捣，加桔梗、甘草末各二两，又合一七。仍捣仍合，务过七次，捏成饼锭，晒干任用，如无新鲜，用干倍子水渍为之。	五倍子、桔梗、甘草	《本草蒙筌》
	用五倍子十斤，乌梅、白矾各一斤，酒曲四两。将红水蓼三斤，煎水去渣，入乌梅煎，不可多水，要得其所，却入五倍粗末并矾，曲和匀，如作酒曲样，入瓷器内，遮不见风，候生白取出，晒干听用。	五倍子、乌梅、白矾、酒曲、红水蓼	《医学入门》
	（1）五倍子一斤，生糯米一两（滚水浸过），细茶一两，上共研末，入罐内封固，六月要一七，取开配合用。	五倍子、生糯米、细茶	
	（2）用五倍子为粗末。每一斤，以真茶一两煎浓汁，入酵糟四两，擂烂拌和，器盛置糠缸中之，待发起如发面状即成矣，捏作饼丸，晒干用。	五倍子、真茶、酵糟	《本草纲目》
	（3）五倍子一斤（研末），酒曲半斤，细茶一把（研末），上用小蓼汁调匀，入钵中按紧，上以长稻草封固，另用箩一个，多着稻草，将药钵坐草中，上以稻草盖，置净处，过一七后，看药上长起长霜，药则已成矣。或捏作丸，或作饼晒干，才可收用。	五倍子、酒曲、细茶、蓼汁	

续表

朝代	发酵源流	组成	出处
明代	（1）用文蛤不拘多少为末，每一斤用糯米粉三合和匀，用温水拌得，所捻做饼子，以黄荆叶盖之三日，退去晾一日，复盖干收之，止嗽生津，气功速甚，造时要六月为妙。	五倍子、糯米粉	《医宗粹言》
	（2）六月间用文蛤，每五斤芽茶二两，磨细为末，不必罗，用新木桶一个，量二两入其中，用凉水浸过一掌为度，上用木盖固之一七日，水干面上长出白毛、用木杵捣烂，又盖住，数日后用手捻为泽方好，捻作饼子，晒干听用。	五倍子、芽茶	
清代	每五倍末一斤，入桔梗、甘草、真茶各一两为末，入酵糟二两拌合，置糠中窨，待起如发面状即成矣，作饼晒干用。	五倍子、真茶、桔梗、甘草、酵糟	《本经逢原》
	五倍子不拘多少，敲如豆板大，以白酒拌匀，置暖处发过。尝无涩味为度，如涩再拌再发。	五倍子、白酒	《惠直堂经验方》

【现行发酵工艺】

总结全国炮制规范中的百药煎发酵工艺见表5-19。

表5-19　百药煎现行发酵工艺

炮制规范名称	处方	发酵工艺
浙江省中药炮制规范（2015年版）	每100kg五倍子，用茶叶6.2kg、酒糟25kg	取茶叶，分次加水煮，滤过，合并滤液，浓缩至适量，放凉，与酒糟捏和；另取净五倍子，研成细粉，加水与上述捏和物搅拌成软块，置适宜容器内，密团发酵，待遍布"白毛"时，取出，切成小方块，低温干燥
四川省中药饮片炮制规范（2015年版）	每100g五倍子，加茶叶（绿茶）6.2g、酒糟25g	取茶叶，分次加水煎煮，滤过，合并滤液，浓缩至适量，放凉，与酒糟混合；另取五倍子细粉，与上述混合物加水适量搅匀，制成软块，发酵。待药块表面遍布白色"霉衣"时，取出，切成小方块，低温干燥
湖南省中药材炮制规范（1999年版）	五倍子500g、酒药子125g、茶叶50g	取五倍子500g，拣去杂质，打破，洗去内面的虫瘿，捞出，晒干，加酒药子125g，共研细粉，另取茶叶50g煎浓汁去渣，与上述细粉混合拌匀，置缸内压紧盖严，放置1～2天，使其发酵，有酒香气时取出，摊平压紧约1.5cm厚，切成长宽2cm的方块，晒干即得

续表

炮制规范名称	处方	发酵工艺
北京市中药炮制规范（1986年版）	五倍子500g、白酒曲125g、青茶31g	取五倍子、白酒曲分别研成粗粉。再取青茶串碎，加水煮浓汁，与五倍子、白酒曲粗粉混合拌匀，呈稀泥状，置洁净容器内，封严。置热处，发酵2~4天，至有白毛长出时，取出，制成小方块，晒干
甘肃省中药饮片炮制规范（1980年版）	每五倍子100kg用白酒曲25kg、用茶叶6.25kg	取五倍子及白酒曲，共同轧成细粉；再取茶叶加水煎浓汁，与上述粉末搅拌均匀，合成块，置瓷缸内，按实，封严，放在湿热处，使发酵后，取出，切成小方块，晒干
湖北中草药炮制规范（1979年版）	每500g五倍子，用酒曲125g、茶叶31.25g	取五倍子，洗净，晒干，研末，过80目筛，加入酒曲末，混合均匀，用茶叶水和匀，切成小块，置适宜容器内，上盖白布，放温暖处发酵，俟全部有霉点，取出，晒干

【工艺优化研究】

1.发酵条件

采用正交试验方法，对五倍子的发酵炮制工艺进行研究。以没食子酸的含量为指标，得出最佳工艺为：30%酵曲，5%茶叶，发酵时间为72h。以百药煎中的主要有效成分没食子酸、二聚体鞣花酸的质量分数和体外抗菌活性为评价指标，优选百药煎的炮制工艺：菌种选用根霉曲A1B2C1，茶叶选用绿茶，原药量∶菌种量∶茶叶量为25∶7.5∶2.5，为百药煎的炮制工艺提供借鉴。

2.发酵菌种

对百药煎发酵的酵曲进行筛选研究，比较了安琪甜酒曲、安琪酿酒曲和苏州甜酒曲三种酵曲，以没食子酸含量和发酵外观性状、TLC图谱为指标，得出安琪酿曲发酵效果最好。将安琪酿酒曲中自行分离的三株菌分别用于单独发酵百药煎，通过微生物在药材表面的生长情况以及HPLC方法评价降解效果，确定黑曲霉是百药煎发酵过程中的关键菌株。以没食子酸或鞣质含量为指标，筛选生成没食子酸能力最佳的混菌组合。结果显示，HMB5、HMB2、HMY1、HMY2 4个菌种形成的组合为协同降解百药煎中鞣质并生成没食子酸的最佳组合，该组合固态发酵后样品中没食子酸含量为0.59g·g^{-1}，而百药煎传统炮制样品中没食子酸含量为0.52g·g^{-1}，增加了

13%。该混菌组合发酵样品的抗菌活性优于百药煎传统炮制品。

【质量评价】

1. 显微鉴别

粉末呈淡灰褐色，非腺毛长 70 ~ 140μm，有时长达 350μm。薄壁细胞类圆形，内含淀粉粒，淀粉粒多糊化。

2. 薄层色谱鉴别

以没食子酸为对照品，照薄层色谱法试验。供试品色谱中，在与对照药材和对照品色谱相应的位置上，显相同颜色的斑点。

3. 检查

百药煎水分、总灰分和酸不溶性灰分测定参考《中国药典》2010年版一部附录Ⅸ H 水分测定法第一法、Ⅸ K 灰分测定法。根据测定结果，建议规定百药煎水分不得超过 11.0%，总灰分不得超过 4.0%，酸不溶性灰分不得超过 1.0%。黄曲霉毒素含量测定研究建议规定百药煎中不得检出黄曲霉毒素 B_1、B_2、G_1、G_2。

4. 含量测定

有研究采用 HPLC 法探究确定百药煎中没食子酸的含量测定方法，为质量标准的建立提供依据。具体测定方法如下。

（1）供试品的制备

取样品粉末（过 4 号筛）约 0.1g，准确称定，置锥形瓶中，准确加入 50% 甲醇 20ml，密塞，摇匀，称重，超声波处理 20min，冷却，再称定重量，用 50% 甲醇补足损耗的重量，摇匀，过滤，准确量取续滤液 1ml 至 25ml 容量瓶中，用 50% 甲醇定容至刻度，摇匀，即得。

（2）对照品溶液制备

准确称取没食子酸的对照品适量，用 50% 甲醇配成每 1ml 含 40μg 的标准溶液，即得。

（3）色谱条件

十八烷基硅烷键合硅胶作为填充剂，以甲醇 –0.1% 磷酸（15：85，体积分数）为流动相；柱温为 25℃，检测波长为 273nm。

此外，反相高效液相色谱法建立了同时测定百药煎中抗氧化活性成分没食子酸和鞣花酸含量，分别为 14.20%、0.26%，为百药煎中活性成分含量测定提供依据。

5. 质量标准研究

有研究尝试建立百药煎的质量标准：百药煎水分不得超过11.0%，总灰分不得超过4.0%，酸不溶性灰分不得超过1.0%，没食子酸含量不得低于33.0%。所建方法操作简单，准确可靠，可用于评价百药煎的质量。

【发酵原理】

百药煎发酵减毒增效的作用机制与显著降低鞣质含量的同时提高没食子酸等小分子成分的含量，产生表没食子儿茶素、2，4，6-三-O-没食子酰-β-D-葡萄糖等成分有关。百药煎发酵后，其所含的没食子酸质量分数由2%~4%升高至35%以上，而鞣质质量分数则大幅降低。目前认为，百药煎中没食子酸是由鞣质转化而来。

五倍子中的鞣质成分在进入体内后，会发生水解，产生的水解型鞣质对肝脏有毒害作用，造成肝损伤；且鞣质易与蛋白质结合成沉淀，在胃肠道内易刺激胃肠黏膜，从而引起食欲缺乏等不良反应。没食子酸具有抗炎、抗氧化、抗菌、抗病毒等多种生物活性，对心血管系统疾病、神经系统疾病、糖尿病、肝纤维化、肿瘤等均具有防治作用；表没食子儿茶素具有抗突变、抗肿瘤形成、抗炎、抗病毒、抗氧化等作用。经发酵炮制成百药煎，增强其收敛作用，减少对胃肠黏膜的刺激性，减少了食欲缺乏等不良反应。

此外，对五倍子和百药煎样品谱图进行对比，发现发酵后百药煎的化学成分发生较大的变化，化学成分的种类及含量均有明显的变化。发酵过程使五倍子中没食子酸、2，4，6-三-O-没食子酰-α-D-葡萄糖等3种成分含量升高，而没食子酸甲酯、没食子酸乙酯、表没食子儿茶素没食子酸酯等4种成分含量呈现下降趋势。同时，还有新的化学成分，如表没食子儿茶素、2，4，6-三-O-没食子酰-β-D-葡萄糖等3种成分生成。

【发酵效用】

1. 治疗口腔疾病

大量临床研究证实百药煎在治疗牙周疾病和口腔黏膜疾病方面疗效显著。有学者发明一种主要成分为百药煎的中药组合物，并通过297例临床试验发现服用此中药组合物的治疗有效率显著高于对照组（服用甲硝唑、青霉素、维生素）。另有学者发明主要成分为百药煎的含片和喷雾剂，其在缓解口腔及咽喉不适方面有良好疗效。

2.治疗消化系统疾病

由百药煎组成的中成药有金霜煎、结肠安胶囊、清咽丸等。金霜煎治疗48例胃食管反流性咽喉病的治疗效果显著；结肠安胶囊治疗慢性结肠炎205例研究显示，其疗效显著。研究观察百药煎联合西药治疗幽门螺杆菌的临床疗效，结果发现，在对照组治疗基础上联合百药煎3g/天治疗，患者幽门螺杆菌根除率达96.7%，百药煎联合三联疗法可有效提高幽门螺杆菌根除率，同时可有效改善中医症状。将发酵与未发酵的两种五倍子配伍于结肠安胶囊中作主要药物对比观察治疗溃疡性结肠炎，发现发酵组的治愈率明显高于未发酵组。有学者发现五倍子发酵为百药煎后，可以降低炎症小鼠血清中TNF-α、IL-6和IL-1β含量，表明百药煎可能是通过抑制体内炎症因子TNF-α、IL-6和IL-1β的释放而发挥抗炎镇痛作用，该实验结果为五倍子发酵为百药煎后抗炎镇痛药效的变化及作用机制提供了依据。

十、胆南星

【别名】

胆星、牛胆星、九制胆星、黑胆星、陈胆星。

【组成】

制天南星或生天南星、牛或羊或猪胆汁。

【性味归经】

苦、微辛，凉。归肺、肝、脾经。

【发酵源流】

胆南星发酵源流见表5-20。

表5-20　胆南星发酵源流

朝代	发酵源流	组成	出处
宋代	腊月酿牛胆中百日，阴干。	生南星、牛胆汁	《小儿药证直诀》
	牛胆煮一伏时，暴干。 黄牛胆内浸三宿焙。	生南星、牛胆汁	《圣济总录》
	汤洗，焙，为末，用牛胆汁和作饼，焙热。	制南星、牛胆汁	《太平惠民和剂局方》

续表

朝代	发酵源流	组成	出处
元代	锉碎，用腊月黄牛胆酿，经一夏用。	生南星、牛胆汁	《活幼心书》
	须用黄牯牛胆，腊月粉南星，亲手修合，风干，隔一年用。牛胆须入三四次者佳。	生南星、牛胆汁	《丹溪心法》
明代	造胆南星法：以南星生研末，腊月取黄牯牛胆汁和剂，纳入胆中，系悬风处干之，年久者弥佳。	生南星、牛胆汁	《本草纲目》
	生姜汁浸透切片，姜汁浸炒，用一两研末，腊月黑牯牛胆将末拌匀，系悬风处吹干。	生南星、姜汁、牛胆	《万病回春》
清代	取牛胆一枚，倾出胆汁于碗内，将南星末和匀，仍复装入胆皮内，悬有风无日处使其阴干，有胆之时将前胆剖取出，南星末仍以胆汁和匀装入悬之，能装过九胆诚为至宝，任彼真正牛黄莫能及此。	牛胆汁、生南星	《幼幼集成》

【现行发酵工艺】

总结全国炮制规范中的胆南星发酵工艺见表5-21。

表5-21 胆南星现行发酵工艺

炮制规范名称	处方	发酵工艺
湖南中药饮片炮制规范（2010年版）	每100kg生南星粉，用胆汁64kg	将生南星拣净杂质，洗净，研成极细粉置放有釉的瓦缸内，胆汁分三次放入。第一次将胆汁和南星充分拌匀后，盖好，使其发酵，夏秋季放在太阳处曝晒，发酵后日晒夜露，每日搅拌数次（如太干搅拌不便，可加入胆汁），经月余时间后，用搪瓷盆盛装，放木甑内用武火蒸约12h，取出，再将胆汁加入，使其再次发酵，继续日晒夜露，每天搅拌多次，约1个月时间，进行第二次蒸制（方法同前），蒸后，倾入原缸内，加入胆汁，使其第三次发酵，经日晒夜露经常搅拌，约10个月时间，再入甑内蒸热使之柔软，用麻油揸手，搓成小圆球形（每个约12.5g）放入筛内，微火烘干
陕西省中药饮片标准（2009年版）	每100kg天南星细粉，用牛（或羊，猪）胆汁400kg（胆膏粉40kg）	取制天南星细粉，加入净胆汁（或胆膏粉及适量的水）拌匀，蒸60min至透，取出，放凉，切成小块，干燥。或取生天南星细粉，加入净胆汁（或胆膏粉及适量的水）拌匀，放温暖处发酵7～15天，再连续蒸或隔水炖9昼夜，每隔2h搅拌一次，除去腥臭，至呈黑色浸膏状，口尝无麻味为度，取出，晾干。再蒸软，趁热制成小块，干燥

续表

炮制规范名称	处方	发酵工艺
北京市中药饮片炮制规范（2008年版）	每100kg生天南星粉，用胆汁500kg、黄酒50kg、芝麻油3kg	取生天南星粉100kg，放入洁净容器内，先加胆汁250kg拌匀，发酵20天后置磁盘内烘干（时间40天）或晒（防尘）至全干。取出，放入容器内加胆汁250kg，搅拌均匀全溶，发酵20～30天，置密闭容器内隔水加热至沸20h（10h翻动一次），取出，晾晒至5～6成干，再置密封容器内，加黄酒50kg，隔水加热至沸20h（每10h翻动一次），取出，晾晒或烘至5～6成干，搓条，切中段，晒干
江西省中药饮片炮制规范（2008年版）	每100kg天南星粉，用牛胆汁200kg、川贝末15kg	取净天南星，研成细粉，放入缸中，加入牛胆汁至拌匀为度，日晒夜露，至乌黑色、无腥臭味，以手搓成团不散，干燥，蒸熟，再干燥，研粉，加入川贝末，以烧酒拌润，搓成圆团或压成块状，干燥
安徽省中药饮片炮制规范（2005年版）	每100kg天南星细粉，用牛（或羊、猪）胆汁400kg（胆膏粉400kg）	取制天南星细粉，加入净胆汁（或胆膏粉及适量清水）拌匀，蒸60min至透，取出放凉，制成小块，干燥。或取生南星细粉，加入净胆汁（或胆膏粉及适量清水）拌匀，放温暖处，发酵5～7天后，再连续蒸或隔水炖9昼夜，每隔2h搅拌一次，除去腥臭气，至呈黑色浸膏状，口尝无麻味为度，取出，晾干。再蒸软，趁热制成小块
贵州省中药饮片炮制规范（2005年版）	每100kg天南星，用胆汁700kg（胆汁过滤后浓缩至350kg）或胆膏粉70kg	取生天南星，碎成细粉，加入半量净胆汁（或胆膏粉加适量水）拌匀，发酵约两周后取出，蒸或隔水炖24h，取出晾至八成干；加另一半胆汁拌匀，再发酵两周，取出再蒸或隔水炖24h，取出晾至半干；再蒸或隔水炖24h，取出，晾至半干，切块，干燥
江苏省中药饮片炮制规范（2002年版）	每100kg天南星细粉，用牛（或猪、羊）胆汁400kg（胆膏粉40kg）	取制南星细粉，加入净胆汁（或胆膏粉及适量水）拌匀，蒸60min至透，取出放凉，制成小块，干燥。或取生南星粉，加入净胆汁（或胆膏粉及适量水），搅拌均匀，放温暖处，发酵5～17天后，再连续蒸或隔水炖9昼夜，每隔2h搅拌一次，除去腥臭气，至呈黑色浸膏状，口尝无麻味为度，取出，晾干。再蒸软，趁热制成小块
福建省中药饮片炮制规范（1998年版）	每生天南星细粉100kg、大黄细粉31g，用鲜牛胆100只	取生天南星、大黄细粉，加胆汁拌匀，置露天处，每天搅动2～3次，日晒夜露至无腥臭味，色呈漆黑，无白心点，凝成固体状为度，取出，杵软，切成小方块，或用印模印成方块（长20mm，宽15mm，厚10mm），干燥
吉林省中药炮制标准（1986年版）	每100kg生天南星粉，用净胆汁（牛、猪、羊）450kg	取生胆南星细粉100kg，放入缸内，第一次兑入净胆汁250kg，搅拌均匀，放温暖处，使其发酵，约经15天，掏入瓷盆内，置锅中蒸18h，取出，搅拌，加热，至八成干，使成不规则的小块。将蒸过的南星，再次放入缸内，兑入净胆汁200kg，搅拌均匀，放温暖处，使其发酵，约经15天，掏入瓷盆内，再置锅中蒸21h以上待其柔润，味清香，变油黑色，发亮，口尝不麻舌时，取出，搅拌，加热干燥成不规则的小块

【工艺优化研究】

1.发酵条件

有学者认为，不同发酵原料和条件会对胆南星的品质产生影响，在37℃干燥条件下，以牛胆粉作为原料，得到胆酸和去氧胆酸的含量最高，可以作为对胆南星发酵工艺优化的实验依据。

2.发酵菌种

有学者从胆南星深层培养物中分离鉴定到8种微生物，并进行纯种发酵实验，筛选出肠球菌属 Enterococcus sp. 和铅黄肠球菌 E. casseliflavus 是胆南星发酵过程中的优势菌种，以此二者作为复合菌种发酵制成的胆南星，相比于传统发酵法制成的样品，其游离型胆酸中的鹅去氧胆酸、猪去氧胆酸和猪胆酸含量较高，而结合型胆酸中的甘氨鹅去氧胆酸、牛磺鹅去氧胆酸、甘氨猪去氧胆酸、牛磺猪去氧胆酸、甘氨猪胆酸、牛磺猪胆酸含量较传统发酵胆南星降低。因此认为采用肠球菌属和铅黄肠球菌作为复合菌种发酵可使胆南星发酵更加充分，缩短发酵时间，提高产品的质量及其稳定性。

【质量评价】

1.炮制规范/标准质量评价

《中国药典》2020年版中关于胆南星的质量评价方法为：

（1）性状

本品呈方块状或圆柱状。棕黄色、灰棕色或棕黑色。质硬。气微腥，味苦。

（2）鉴别

显微鉴别：本品粉末淡黄棕色。薄壁细胞类圆形，充满糊化淀粉粒。草酸钙针晶束长20~90μm。螺纹导管和环纹导管直径8~60μm。

理化鉴别：取本品粉末0.2g，加水5ml，振摇，滤过，取滤液2ml置试管中，加新制的糠醛溶液（1→100）0.5ml，沿管壁加硫酸2ml，两液接界处即显棕红色环。

2.质量评价研究

《中国药典》2020年版收载的质量标准只有性状、显微与理化鉴别，难以全面评价或控制胆南星的品质。相关学者建议增加灰分、水分、黄曲霉毒素的检查，其中灰分检查可鉴别药品中的泥沙等杂质，水分、黄曲霉毒素检查可保证发酵制胆南星的卫生和安全性。关于含量检测项目，胆南星中胆汁酸类成分类别清晰、专属性强，成分含量较高，因此有研究者建议将猪去氧胆酸、鹅去氧胆酸作为胆南星效应相关的质量标志物。

有研究建立了胆南星中总胆酸、猪去氧胆酸及鹅去氧胆酸的含量测定方法，为该药物的质量评价提供检测手段。采用紫外分光光度法，建立胆南星中总胆酸、猪去氧胆酸及鹅去氧胆酸的含量测定方法，总胆酸为 $0 \sim 2.435$g/L，猪去氧胆酸和鹅去氧胆酸分别为 $4.7 \sim 94$mg/L、$5.44 \sim 108.8$mg/L，建立的含量测定方法操作简便、准确度高、重复性好，适用于胆南星的质量评价。

此外，有学者参照《中国药典》中天南星与制南星饮片项下的含量测定方法，建立了基于紫外可见分光光度法的总黄酮、夏佛托苷含量测定方法。结果显示，总黄酮平均含量0.091%，以夏佛托苷（$C_{26}H_{28}O_{14}$）计，不得少于0.07%，建议列入修订草案含量测定项下。

【发酵原理】

1. 改变药材寒热药性

天南星味苦、辛，性温，有毒，而胆汁味更苦，性凉。天南星经胆汁发酵后制成胆南星，性由温转凉，味由辛转苦，功效由温化寒痰转为清热化痰，提示胆南星在发酵后药性发生改变，适用于治疗痰热惊风抽搐等症。研究显示，对于干酵母所引起的发热，胆南星组可有效降低大鼠体温，降低发热大鼠的前列腺素 E_2（PGE_2）、钠钾 ATP 酶（Na^+，K^+-ATPase）、IL-6、IL-1β 和琥珀酸脱氢酶（SDH）水平，增加肝糖原含量，而天南星则未表现出解热作用。这说明天南星在加入胆汁进行发酵制成胆南星后，具备了胆汁寒凉的药性，产生解热作用，体现出热性药向寒性药的转变，证明了发酵炮制改性的原理。

2. 降低毒性

天南星生品尤其鲜品毒性较大，表现为对皮肤和黏膜的刺激性，主要是由于草酸钙针晶含量较高引起的，而发酵后的胆南星中草酸钙针晶含量显著减少，刺激性和毒性均得到抑制，表明发酵对生天南星具有减毒作用。

生天南星中针晶数量多且成簇，制南星、混合制胆南星中针晶数量大幅减少且多散在，发酵制胆南星中针晶束数量与长度显著减少，表明天南星经胆汁发酵炮制成胆南星的过程中，针晶发生了变化。同时，生天南星的水提液中草酸根离子浓度低于酸提液中草酸根离子浓度，而胆南星的两种提取液中的草酸根离子浓度基本一致，认为发酵可使毒针晶中草酸钙结构破坏。

3. 提高有效成分含量

研究显示，胆南星发酵后，其草酸钙针晶数量减少、结构破坏，黄酮类成分夏佛托苷、异夏佛托苷及多糖含量均显著降低，并有新成分糖胺类生成。此外，胆南星发酵过程可使得胆汁中的结合型胆酸类成分转化为游离型胆酸，包括猪胆酸（HCA）、猪去氧胆酸（HDCA）、鹅去氧胆酸（CDCA）等。胆酸类成分是胆南星抗热性惊厥的主要效应成分类别之一。

【发酵效用】

胆南星很少以单味药使用，多入复方应用于临床，对癫痫、脑卒中、癌痛等病症具有一定的治疗效果。

1. 治疗癫痫

研究发现，以胆南星为君药的胆星宁痫颗粒治疗继发性癫痫的总有效率和脑电图改善率分别达到96.67%和95.00%，具有副作用小、无耐药性等特点。以息风涤痰开窍为基本治则治疗小儿癫痫时，将胆南星与天麻、钩藤等配伍使用，专治兼有明显热证的癫痫，效果显著。此外，采用网络药理学方法和膜片钳技术探究胆南星治疗癫痫的作用机制，结果发现CDCA、去氧胆酸和β-谷甾醇等9个有效成分及其相应的5-羟色胺转运体、$GABA_A$受体α2亚型和乙酰胆碱受体α-7亚型等22个关键靶点。信号通路涉及5-羟色胺能突触、GABA能突触和离子跨膜转运等与神经元兴奋性调节相关的通路。脑片电生理实验结果证明，β-谷甾醇和CDCA联合应用可有效减少动作电位发放数量，降低膜兴奋，并可明显延迟动作电位发放，降低动作电位幅值，同时降低动作电位去极化的速率、延长去极化达峰值时间，使动作电位时程延长，最终有效降低海马CA1锥体神经元兴奋性。

2. 治疗脑卒中

研究表明，胆南星与瓜蒌、大黄、芒硝配伍组成的星蒌承气汤可明显改善患者血液流变学指标、调节脑肠轴，且能抑制炎症反应，用于治疗痰热腑实型缺血性脑卒中。将以胆南星为君药的通腑化痰活血方与血塞通注射液联合使用，结果显示将此方案用于治疗急性脑梗死患者时，能够显著改善患者的血液流变性，使其神经功能的恢复加快。治疗急性脑梗死患者时，以胆南星、天麻、天竺黄共为主药，显著降低了患者的神经功能缺损程度，极大改善了其血脂、血液流变学指标以及脑部供血、供氧。将由胆南星与大黄、厚朴等组成的清热化痰通腑汤与神经内科常规疗法联合使用，发现该方案可显著提高常规疗法对急性脑梗死患者的治疗效果，并可显著改善其血脂水平和神经功能指标。

3. 抗惊厥

研究显示，胆南星能够降低模型小鼠肛温，延长惊厥潜伏期，缩短惊厥持续时间，上调$GABA_A$受体蛋白表达；同时降低血清cAMP、PGE_2水平，改善海马神经元细胞形态学变化，下调脑组织环氧合酶-2（COX-2）、诱生型一氧化氮合酶（iNOS）、胶质纤维酸性蛋白（GFAP）表达，降低海马组织炎症因子IL-1β、IL-6、TNF-α mRNA表达水平。因此，胆南星具有良好的抗热性惊厥作用，其机制可能与解热、抗脑组织炎症有关。

4. 保护器官损伤

研究显示，胆南星可显著改善CCl_4致急性肝损伤小鼠肝组织病理变化及谷丙转氨酶（GPT）、谷草转氨酶（GOT）、IL-6、TNF-α、MDA、SOD水平，其机制可能与抑制JAK2/STAT3/NF-κB信号通路介导的炎症反应及抗氧化应激作用有关。

此外，不同胆汁制成的胆南星对脂多糖（lipopolysaccharide，LPS）诱发的急性肺损伤大鼠具有保护作用。结果显示，胆南星可降低大鼠肺指数、肺含水量及湿干比，TNF-α、IL-6、血栓素B_2（TXB_2）的含量及肺组织中MDA和MMP-9含量，以及提高肺组织中谷胱甘肽过氧化物酶（GSH-Px）和SOD活性，且大多具有显著性差异。

5. 抗炎、镇痛

药理研究表明，胆南星具有抗炎、镇痛、镇静等作用。胆南星能提高小鼠痛阈值，显著减少小鼠扭体反应的次数，明显抑制二甲苯所致的小鼠耳廓肿胀。胆南星在抗炎和镇痛两方面均有明显的作用，其抗炎作用与阿司匹林无显著性差异，止痛作用略弱于阿司匹林，但仍有较好的止痛作用。在癌痛治疗方面，胆南星用于治疗轻度癌痛时，能够明显缓解患者疼痛，缓解率高达90%；用于治疗中重度癌痛时，加大胆南星用量可减少吗啡的使用；与三阶梯法联合应用治疗癌痛的效果良好，可减少阿片类药物的用量及频次。

（杨宛君　曾凤萍　温　剑　章卫平　雷晓燕　岑　凤　张正宇　李周平）

第六章
中药发酵的机制研究

中药发酵的作用机制比较复杂，主要是依靠微生物对有机质的转化来实现的。中药发酵过程中，微生物会产生纤维素酶、果胶酶、蛋白酶、淀粉酶等多种次生代谢产物，与中药材中的复杂的化学成分发生反应，提升中药有效成分的含量和利用率，增强药物治疗效果，或调整、修饰药物功能，扩大用药范围。现代中药发酵技术在传统发酵技术的基础上充分利用微生态学、发酵工程、生物工程及药物分析等相关学科的最新研究手段，实现对发酵过程和目的产物的有效控制，使得发酵机制更加成熟完善，疗效增强相对明显，毒副作用相对更低，为中药的"二元或多元开发"提供了新的思路和方法。

一、发酵对化学成分的影响

中药的药用活性成分结构复杂，活性分子中常有多个不对称碳原子，利用单一的化学反应进行结构修饰可能存在得率低、反应专一性差、副产物多等多种问题。在传统的炮制理念下，中药活性成分进入人体后不能被直接吸收，治疗过程缓慢。中药发酵技术则利用微生物的生长代谢和生命活动来炮制中药，其过程中产生的酶作为一类具有高度催化效率的生物催化剂，使复杂的生化反应在常温常压的状态下迅速完成，利用微生物酶的酶促反应使中草药的活性物质被充分释放或进一步转化为活性更高的成分（图6-1）。

中药活性成分在酶的作用下发生的化学变化是其药效转变的根本原因。因此，阐明中药化学成分的变化形式及规律是揭示中药发酵机制的基础。发酵对于中药成分的影响主要分为以下几类：第一，微生物在发酵过程中产生的酶类可以消化植物细胞壁，大幅地释放活性物质；第二，中药中的原形成分经酶解或消耗、分解、转化，化学成分的结构和性质发生变化，可以形成新的活性物质，产生新的疗效或者自身毒性得到降低；第三，根据中药种类选择不同的发酵菌种，可以使得原有成分发生不同的氧

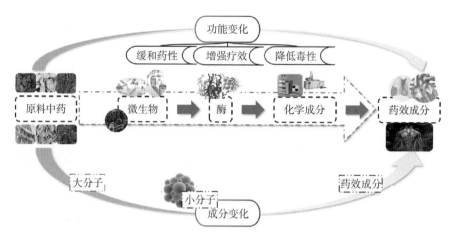

图 6-1　中药发酵过程中的成分变化

化、水解、重排反应，不易被人体消化吸收的大分子转化为易于吸收的小分子，与人体细胞蛋白更容易结合，从而更好地发挥药效；此外，微生物在发酵过程中也会产生丰富的次级代谢产物，有助于人体的充分吸收。

（一）中药发酵对生物碱类成分的影响

生物碱是存在于自然界中的一类含氮的碱性有机化合物，具有抗肿瘤、镇静、镇痛、降压、抗菌、抗疟等作用。大多数生物碱在治疗过程中可以通过诱导细胞凋亡、调节关键信号通路、抑制细菌的生长等形式发挥作用。

1. 小檗碱类生物碱

小檗碱（berberine，BBR），常用名为黄连素，属于异喹啉类生物碱，是黄连等传统中草药中的主要活性成分，具有降血糖、降血脂、治疗肠道感染、抗肿瘤等多种作用。近年来，小檗碱成为创新药物的研究重点，受到了国内外学者的广泛关注。在中药发酵过程中，不同种类的微生物对小檗碱官能团的不同结构位点进行修饰，可以得到新的结构衍生物，产生新的药理活性。同时，小檗碱在使用过程中口服吸收较差，生物利用度很低。通过中药发酵可以克服以上缺点，增强其生物利用度，扩大其在清热解毒以及肿瘤、糖尿病等多发病治疗中的应用范围。例如，红球菌 *Rhodococcus* sp. BD7100、节杆菌 *Arthrobacter* sp. GBD-1 和伯克霍尔德菌 *Burkholderia* sp. CJ1 可以将小檗碱转化为2,3-去亚甲基小檗碱（D-BBR），是小檗碱类生物碱中最有效的拓扑异构酶 I 抑制剂，在抗肿瘤治疗中发挥着重要作用。

2. 喜树碱类生物碱

喜树是中国特有的珙桐科乔木植物，从其中分离得到的萜类吲哚生物碱——喜树碱（camptothecin，CPT）具有很好的抗癌效果，在治疗肠癌、胃癌、肝癌、膀胱癌等多种癌症过程中发挥着重要作用，是继紫杉醇之后又一具有较好发展前景的植物来源抗癌药。然而，喜树中喜树碱含量极低，不仅不能满足用药需求，长期砍伐也会造成环境破坏。利用中药发酵技术可以解决上述问题，提高喜树碱的含量。同时，可以产生新的活性成分，获得更好的治疗效果。例如，利用无毒黄曲霉菌株 T-419 进行发酵处理，可以将喜树碱转化为 10-羟基喜树碱。在羟化酶的作用下发生羟基化反应，喜树碱第 10 位碳原子上的氢被羟基取代。与喜树碱相比，10-羟基喜树碱毒性更低，且抗肿瘤效果更好。

3. 马钱子碱

马钱子又名番木鳖、苦实，是马钱科植物马钱（*Strychnos nuxvomica* L.）的干燥成熟种子。其含有多种吲哚类生物碱，其中，含量最高的是士的宁碱和马钱子碱，既是马钱子的主要药效成分，也是其毒性成分。马钱子在治疗类风湿性关节炎、肿瘤、跌打损伤、中风偏瘫等疾病过程中发挥重要作用。然而，因为马钱子严重的毒副作用大大限制了其在临床中的使用。采用中药发酵技术可以显著降低马钱子碱和士的宁的含量，推测在发酵过程中可能发生了分解及氧化反应，使得士的宁氮氧化物和马钱子碱氮氧化物的含量升高；同时，马钱子在发酵后保持了原有的镇痛和抗炎作用，在保留原有药效的情况下对有毒成分结构进行修饰，发酵品的 LD_{50} 上升率为 29.7%，毒性显著降低。

4. 乌头类生物碱

乌头属植物应用广泛，目前常用的乌头属中药有 40 余种。现代研究显示，乌头类药材的主要成分是生物碱，具有镇痛、抗炎、局麻、抗肿瘤、免疫调节等多种药理活性，但是同时具有强烈的毒性，在临床治疗过程中中毒事件频发，严重影响了临床疗效。利用中药发酵技术，可以有效降低双酯型生物碱的含量，降低其毒性，提升其在使用过程中的安全性。利用扇菇菌液体发酵草乌，在草乌总生物碱中，双酯型生物碱分解，乌头碱、中乌头碱和次乌头碱的含量明显降低，而苯甲酰乌头原碱、苯甲酰次乌头原碱和苯甲酰新乌头原碱的含量明显升高。

（二）中药发酵对萜类及挥发油类成分的影响

萜类化合物是由甲戊二羟酸衍生且分子骨架以异戊二烯单元（C_5单元）为基本结构单元的化合物及其衍生物，是自然界中最为丰富的一类化合物，是青蒿、龙胆、穿心莲等多种中药的有效成分。萜类成分具有抗肿瘤、抗炎、抗病毒、免疫调节、保肝、抗高血压、抗心律失常、降血糖等多种药理活性，在临床治疗过程中应用广泛。

1. 单萜及倍半萜

单萜是指由二分子异戊二烯聚合而成的萜类化合物及其含氧的饱和度不等的衍生物，按照基本骨架可以分为：无环单萜、单环单萜、双环单萜和三环单萜四大类。蒎烯（$C_{10}H_{16}$）是一种重要的天然单萜化合物，具有抗菌、抗病毒、抗肿瘤、抗炎、抗过敏、改善溃疡等多种作用。然而，通过化工手段提取蒎烯成本昂贵、工艺复杂且对环境有较大污染。利用酿酒酵母发酵技术，葡萄糖通过糖酵解途径产生丙酮酸，在丙酮酸脱氢酶的作用下产生萜类物质生成的重要前体物质——乙酰辅酶A，然后在一系列酶的催化下形成蒎烯，可以降低蒎烯的提取成本，减轻对环境的污染。

挥发油又称精油，是一类具有挥发性、可随水蒸气蒸馏出来的油状液体，大部分具有香气。中药中的挥发油主要来源于芳香中药，含有多种成分，主要以单萜和倍半萜为主，具有抗菌、消炎、抗氧化、抗肿瘤等多种生物活性。经发酵炮制后，挥发油类成分的种类和含量均会有不同程度的增加：如利用酵母发酵胡芦巴提取挥发油，挥发油产率为0.2423%，明显高于未发酵产品；用链霉菌发酵青蒿，在产物中可以得到3β-羟基-4,12环氧-1-脱氧青蒿素和3,13-环氧青蒿素等新的活性产物。

2. 二萜类成分

二萜类化合物是一类分布广泛的重要天然产物，由4个异戊二烯单元组成，含有20个碳原子，在抗肿瘤、抗炎、免疫调节等多方面发挥重要作用。目前，已上市的二萜类药物主要有紫杉醇、丹参酮、银杏内酯、雷公藤内酯等，具有广阔的市场前景。二萜类化合物化学结构丰富，根据骨架可以分为链状、单环、二环、三环、四环、大环二萜等多种类型。利用传统的化学方法难以对其进行结构修饰，阻碍了新药的研究与开发。利用中药发酵技术可以解决上述问题，二萜类化合物在多种酶的作用下发生氧化（羟基化、酮基化、脱氢）、水解、重排、（脱）乙酰化、糖苷化、还原和酯化等反应，可以有效降低其毒性，提升产率。

穿心莲内酯是穿心莲发挥抗炎作用的主要成分，利用毛霉与穿心莲丙素发生羟基化、水解和糖苷化反应，产生的双键羟基化的转化产物具有更好地抑制LPS诱导巨噬细胞释放NO的活性。雷公藤二萜具有免疫抑制和抗肿瘤等多种生理活性，但由于其肾毒性大，在临床使用过程中受到一定限制。利用黑曲霉对雷公藤进行转化反应，所得转化产物对人胃癌细胞BGC-823、人宫颈癌细胞HeLa和人白血病细胞HL-60等均表现出较强的体外细胞毒活性，但比底物均略有下降。

（三）中药发酵对黄酮类成分的影响

1. 黄酮类化合物

黄酮类化合物泛指具有2个酚羟基的苯环通过中央三碳原子相互连结而成的一系列化合物，其基本母核为2-苯基色原酮。黄酮类化合物具有降血脂、抑制血栓、降压、抗病毒、抑菌、消炎、保肝等多种作用，含黄酮类成分的中药主要有葛根、黄芩、槲寄生、桑白皮、银杏叶、侧柏叶、槐米、红花、蒲黄、雪莲、石韦、淫羊藿、罗布麻叶等。通过中药发酵可以使黄酮类成分含量显著上升，如淡豆豉发酵的闷制对总黄酮具有积累作用，酵母菌在黄芪发酵过程中分泌的多种酶可使黄芪细胞通透性增强，促使黄芪中黄酮等抗菌有效成分更多地释放出来，从而发挥更强的抑菌作用；采用黑曲霉发酵蒲公英，测得发酵后提取液中总黄酮的浓度为0.097mol/L，约为蒲公英发酵前水提液中总黄酮浓度（0.025mol/L）的4倍。

2. 黄酮苷

黑曲霉可以分泌α-L-鼠李糖苷酶和β-葡萄糖苷酶，将黄酮苷转化为相应的脱去鼠李糖基和葡萄糖基的次生苷以及苷元，提升中药的生物活性和利用率。骨碎补具有补肾活血的功效，其主要的活性成分是黄酮类化合物柚皮苷。用黑曲霉发酵骨碎补，柚皮苷去糖基化生成普鲁丁或柚皮素，在抗菌、抗癌等方面具有更强的生理活性。黄芩中的主要成分黄芩苷具有抗菌、抗肿瘤、抗氧化等多种药理活性，但由于其含有的β-D-葡糖醛酸不能很好地被人体吸收，极大地限制了其利用率。利用黑曲霉的糖苷酶将黄芩苷转化为黄芩素，可以显著提升其利用率和生物活性。

（四）中药发酵对有机酸类成分的影响

有机酸是指具有酸性的有机物，在中药的叶、根、果实中分布广泛，如乌梅、五味子、覆盆子等，具有抗炎、抑制血小板聚集、抗血栓、抗氧化、诱导肿瘤细胞凋亡等多种药理活性。作为饲料添加剂时，可以显著增强机体的免疫力，提高动物个体生长率和饲料利用率，改善机体的健康状况；作为抑菌物质时，可以诱导特定宿主细胞合成与分泌对宿主本身无影响的抗菌肽，又不易使病原菌产生抗药性，从而降解细胞膜，将其清除。中药发酵技术可以提升有机酸类成分的产率，提升其药理活性。例如，五味子具有收敛固涩、益气生津、补肾宁心等功效，酿酒酵母发酵北五味子后较同剂量下发酵前具有更好的抗炎作用。

（五）中药发酵对皂苷类成分的影响

皂苷是一类以三萜或螺甾烷类化合物为苷元的糖苷，具有抗菌、解热、镇静、抗癌等生物活性。人参、远志、桔梗、甘草、知母、柴胡等中药中均含有皂苷类有效成分。这些中药在发酵过程中糖苷键可能发生变化，出现旧的糖苷键断裂或新的糖苷键生成。天南星发酵炮制后成为胆南星，其中的磺基糖苷类成分、乳酸及其糖苷类成分、丁二酸及其糖苷类成分等增加，且结合型胆酸类成分及其糖苷转变为游离型胆酸类成分及其糖苷，推断天南星与胆汁中的糖苷键、肽键断裂并重新组合生产新化合物。淡豆豉发酵过程中发生糖苷键的断裂，发酵后糖苷成分含量明显降低，苷元成分含量增高，生理活性增强。虎杖中的虎杖苷具有保护肝肾、抗纤维化、调节糖脂代谢、抗炎、抗哮喘、促进创面愈合等多种药理活性。利用黑曲霉发酵所得的β-葡萄糖苷酶与工业纤维素酶复合可用于以虎杖苷为原料生产白藜芦醇。

1. 三萜皂苷

（1）人参皂苷

人参皂苷是五加科植物人参（*Panax ginseng* C. A. Mey.）、西洋参（*P. quinquefolium* L.）、三七[*P. notoginseng*（Burk.）F. H. Chen]等中药中的主要活性成分，具有抗衰老、抗炎、抗老年痴呆、抗肿瘤、抗抑郁、抗心肌缺血、抗氧化、增强免疫等多种药理活性。发酵过程中起主要作用的酶是β-葡萄糖苷酶，如冬虫夏草菌、锥毛壳菌、伯克霍尔德菌、长柄木霉、黑曲霉、副干酪乳杆菌坚韧亚种等菌种对人参皂苷 C–20 位糖基的选择性较高，可以水解人参皂苷 Rb_1 外侧 1 分子葡萄糖获得中间产物人参皂苷 Rd。在发酵过程中起次要作用的酶是 α– 鼠李糖苷酶和 α–L– 阿拉伯呋喃糖苷酶，其中 α– 鼠李糖苷酶主要可以水解人参皂苷 C–6 位外侧的鼠李糖基。

研究发现，与新鲜红参相比，红参发酵后人参皂苷 Re、Rg_1 和 Rb_1 含量下降，人参皂苷 Rh_1、F_2、Rg_3 和 CK 的含量增高；利用曲霉可以将人参皂苷 Rb_1 转化为 Rd，进一步转化为稀有皂苷 Rg_3；利用黑曲霉发酵可使人参皂苷 Re、Rg_2 转化为人参皂苷 Rg_1、Rh_1，将人参皂苷 Rb_1 转化为人参皂苷 CK，且不会进一步水解为苷元，转化途径为 $Rb_1 \rightarrow Rd \rightarrow F_2 \rightarrow CK$，充分发挥人参皂苷 CK 抗肿瘤、抗突变、抗衰老、防过敏、抗炎保肝等生物活性。

（2）甘草皂苷

甘草皂苷是豆科植物甘草（*Glycyrrhiza uralensis* Fisch.）、胀果甘草（*Glycyrrhiza inflata* Bat.）或光果甘草（*Glycyrrhiza glabra* L.）中发挥药理作用的主要成分，具有保肝、抗病毒、抗动脉粥样硬化、抗炎、抗癌、抗哮喘、抗过敏等多种药理活性。通过中药发酵可以显著提升甘草皂苷的产率。例如，以黑曲霉为初始菌株，通过紫外诱变筛选出的 β– 葡糖醛酸苷酶高产的黑曲霉菌株，定向作用于甘草皂苷，使其脱去 1 分子葡糖醛酸基，转化率达 22.44%，为初始黑曲霉菌株的 6.5 倍。

（3）罗汉果苷

罗汉果的应用历史悠久，具有润肺清热等功效，其主要有效成分为罗汉果苷，在罗汉果中的含量约为 3.8%。罗汉果苷具有抗氧化、降血糖、抗纤维化、改善呼吸道炎症反应、保护神经元、抑菌等多种活性。利用黑曲霉进行中药发酵，黑曲霉中的 β– 葡萄糖苷酶对罗汉果苷 V 结构中 3 位和 24 位的 β–1,6– 糖苷键有极高的专一水解性，可基本实现将其完全转化为罗汉果皂苷Ⅲ–E。

2. 甾体皂苷

甾体皂苷是以螺甾烷类化合物与糖基结合的甾体苷类，基本母核由 27 个碳原子构成，并且结构中具有 6 个环，为螺甾烷衍生物。甾体皂苷多存在于单子叶植物中，如穿山龙、黄精、重楼、知母等中药，在治疗心绞痛、心肌缺血、糖尿病等方面有明显成效。

（1）薯蓣皂苷

薯蓣皂苷主要存在于薯蓣科植物黄山药（*Dioscorea panthaica* Prain et Burk.）、穿龙薯蓣（*D. nipponica* Makino）和盾叶薯蓣（*D. zingiberensis* C. H. Wright）中，具有抗癌、降血糖、调血脂、抗氧化等多种作用。在发酵过程中，不同种类的酶可以破坏薯蓣的细胞壁，使皂苷类成分释放出来。同时，酶类可以水解相关糖苷键，提升薯蓣苷元的提取效率。例如，采用里氏木霉转化盾叶薯蓣皂苷，转化效率可达90%；采用少根根霉原变种发酵穿龙薯蓣药液，可使薯蓣皂苷元含量增加，高效转化薯蓣皂苷。

（2）知母皂苷

知母皂苷主要来源于百合科植物知母（*Anemarrhena asphodeloides* Bunge），具有抗肿瘤、抗抑郁、抗阿尔茨海默病、降血压、降血糖等多种药理活性。对于某些知母皂苷，改变构型或进行结构修饰可以增强其药效或减轻不良反应。用酿酒酵母发酵转化知母皂苷A–III为其立体异构体，知母皂苷A–III及其立体异构体均具有抑制肿瘤增殖的作用。

（六）中药发酵对多糖类成分的影响

多糖是由糖苷键结合的糖链，是至少超过10个单糖组合的聚合糖高分子碳水化合物。中药多糖具有无毒、无残留、副作用小、药效高等优点。在发酵过程中，微生物产生的酶可以破坏药材原有的细胞壁，使其多糖的释放增多；同时，可能使大分子多糖降解，从而降低多糖分子量。例如，发酵可以破坏生天南星中的毒针晶结构，通过酶的催化作用使天南星中的多糖降解为小分子糖。

在发酵过程中，多糖类成分含量总体呈下降趋势，但是在某个特殊的时间段可能存在多糖合成的过程。传统水煎法中黄芪多糖的产量约为16.1mg/g，产率为1.61%；微生物发酵法在发酵最佳时间黄芪多糖的产量约为18.4mg/g，产率为1.84%，两种处理方法对黄芪多糖的产率影响相差0.23%。说明相较于传统水提法，酵母发酵能显著提升黄芪多糖的得率和含量。采用枯草芽孢杆菌LY-05发酵玉竹，发酵后玉竹多糖的含量达到7.83mg/ml，比发酵之前升高了71.78%。

（七）中药发酵对香豆素类成分的影响

香豆素类成分是一类含有4-羟基香豆素基本结构的物质，口服后参与体内代谢可发挥抗凝作用。香叶基香豆素在黑曲霉的催化作用下C-6′、C-7′发生双羟基化生成6′,7′-二羟基香叶基香豆素，在不牺牲光学纯度的情况下立体特异性地经环化转化为6′,7′-环氧香叶基香豆素，进而转化为架桥的二环化合物3′,6′-环氧香叶基香豆素。

综上所述，中药发酵技术在中药炮制方面具有其独特的优势，其发酵炮制条件较温和，可避免对热敏感的活性成分遭到破坏。现代中药的发酵中，逐渐开始利用现代研究成果，定向改变药物的性能，或根据药物之间的特性有目的地进行组合，发挥增效减毒、产生新的活性成分与药效、节省药材资源等多方面优势。

二、发酵对中药药效的影响

微生物在生长代谢过程中能产生大量的淀粉酶、蛋白酶、纤维素酶、半纤维素酶、果胶酶等，分解不同的中草药。在不同种类的酶的作用下，中草药植物细胞壁及细胞间质中的纤维素、半纤维素等物质降解，细胞破裂，细胞间隙增加，细胞壁、细胞间质等传质屏障对有效成分从胞内向提取介质扩散的传质阻力减小，有效成分的提取率提高，产生丰富的代谢产物。因此，通过发酵来炮制中药，比一般的物理和化学方法能更大程度地提升中药药效。

（一）发酵分解大分子物质，利于中药吸收

中药成分结构复杂，很多大分子活性物质不能直接被机体吸收利用。在发酵的过程中，中药的大分子物质经过酶的催化，可以发生结构分解或转化，降解为小分子活性物质，形成了新的组合型天然化合物群。同时，发酵还能除去大分子杂质，间接提升中药药效。发酵后的活性物质分子量更小，有利于透过机体屏障系统，在人体中吸收更快、更完全，治疗效果更好。

研究发现，β-葡糖醛酸糖苷酶能将甘草中的甘草酸转化为甘草次酸，从而被消化系统直接吸收，使机体在较短的时间内达到较高的血药浓度，发挥甘草的消炎、止痛作用。乳酸菌表达的糖苷酶可将中药化学成分中的糖苷键断裂，人参中的某些人参皂苷经乳酸菌发酵后可以产生稀有皂苷，获得更好的药效。利用酵母菌和米曲霉发酵黄芩药材，发酵之后的黄芩苷

和汉黄芩苷的转化率分别达到91.62%和90.02%，黄芩素和汉黄芩素的提取率分别提高了3.46倍和3.04倍，说明黄芩苷和汉黄芩苷被分解成黄芩素和汉黄芩素，这些经微生物发酵的小分子物质在体内得到充分代谢。

（二）发酵提高微生物与中药间的协同性

通过微生物与中药共发酵进行炮制，微生物发酵产生的次生代谢产物可能与药物成分之间发挥协同作用，获得药效更强的药物。双歧杆菌、芽孢杆菌、酵母菌等菌种可与中草药相辅相成，具有促进生长发育、提高免疫力、保持胃肠道微生态平衡等多种功效。中草药能促进益生菌的增殖，而益生菌则能增强中草药的吸收率。例如，在乳杆菌发酵人参对酒精性肝损伤小鼠的实验研究中发现，发酵人参的功能发挥与肠道菌群有关，益生菌与中药共同影响机体代谢，调整机体健康状态。

（三）发酵提升中药有效成分含量

中药微生物发酵常常引起大量化学成分转化和微生物代谢，利用这些变化可以使某一类有效成分富集或增加中药某些成分，如短乳杆菌发酵人参能够使人参皂苷CK含量增加6倍；槐耳发酵板蓝根能够使多糖和肌苷含量显著增加，抗炎药效显著增强；复方中药经酵母和乳酸菌共同发酵后，发酵液中的多酚、多糖、黄酮、蛋白等含量明显升高；四君子汤发酵液较四君子汤制剂对体外淋巴细胞具有明显的增殖作用，大大提升其药效；采用保加利亚乳杆菌对黄芪进行发酵，发酵前后黄芪总皂苷和总黄酮均有不同程度的增加。

另外，中药有效成分多位于植物的根、茎、叶细胞的细胞质中，其细胞壁是影响中药有效成分溶出的主要屏障。大量研究发现，在中药发酵过程中，微生物可产生纤维素酶、半纤维素酶、淀粉酶、果胶酶等酶类，能对细胞壁中的纤维素进行降解，使胞内的有效物质（如生物碱、有机酸等）大量析出，使中药的药效成分具有更高的释放率。

（四）发酵产生新的药效物质

中药的活性物质较为复杂，采用一般的化学方法进行结构修饰存在专一性差、得率不高、副产物多等问题。采用微生物发酵的方法利用各种酶类催化特定的底物结构进行转变，对反应条件的要求较低，因而存在针对性强、成本低、操作简单、无公害等优点。微生物在发酵过程中会产生各种酶及大量的初级、次级代谢产物，这些酶类物质使药物的结构发生羟基化或脱氢反应，将药物以预定的方向转化形成新的化合物；或某些次生代谢产物通过和中药有效成分发生反应，形成新的化合物；此外，微生物也可在某些特定的中药基质中产生新的代谢过程，生成新的药物成分。例如，经细脚拟青霉发酵后，红参浸膏中的人参二醇型皂苷能转变为人参皂苷 F_2、Rk_1、Rh_2、Rg_3、Rg_5 和 CK；以三七、牛黄、麝香等中药为基质，在微生物发酵和生物转化下合成了片仔癀；以麦冬、党参、猪苓等中药为基质，在灵芝发酵菌的发酵作用下合成了具有抗小鼠肉瘤 S180 生长作用的复方康复灵。

（五）发酵基质促进益生菌生长

在活菌制品中，益生菌活菌数与其保健功能相关，只有当活菌数达到足够数量时，才能确保益生菌通过消化道后仍大量存活而发挥其功能。中药的化学成分复杂，其中一些成分可以促进乳酸菌的生长，发挥增菌作用，提升益生元功能。如植物乳杆菌与人参多糖共同发酵可以增加其抗氧化功能，显著提升活菌数，发挥潜在益生元功能。

三、发酵对中药药性的影响

中药药性理论即是研究中药的性质、性能及其运用规律的理论。中药药性理论是中药理论的核心，主要包括四气五味、升降沉浮、有毒无毒等。对于发酵炮制方法来说，中药经发酵后可缓和药性、降低毒性，进一步提高中药临床应用的安全性与有效性。

（一）发酵缓和中药寒热药性

部分中药材生品药性过强，经发酵后可缓和其药性。例如，五倍子经发酵后形成百药煎，其所含的鞣质类成分分解、转化成为活性成分没食子酸。通过热证模型大鼠发现虽然五倍子和百药煎均能改善大鼠能量代谢紊乱，抑制中枢神经和内分泌系统的兴奋性，但是五倍子的效果明显优于百药煎，说明炮制后的百药煎寒性缓和。天南星性温，温化寒痰，可以使小鼠的饮水量和耗氧量增加，总蛋白、PGE_2、SDH 等含量升高。胆南星为生天南星细粉与牛、羊或猪胆汁混合后经发酵加工而成。胆汁味苦、性寒，生天南星辛温燥烈，其经苦寒的胆汁发酵炮制后可缓解其燥烈之性，即以寒制热。发酵后药性由温转凉，味由辛转苦，功能也由温化寒痰转为清化热痰。生天南星具有的燥性导致小鼠的饮水量、耗氧量、肝脏组织总蛋白含量增加；而胆南星药性转凉后，可使上述指标降低，证明经胆汁发酵后其药性变缓和。

（二）发酵降低中药毒性

中药材经发酵后不仅可缓和药性、增强或改变药效，对降低毒副作用也具有重要意义。通过发酵技术可能将中药中的有毒物质进行分解，从而降低药物的毒副作用。比如，川乌中的乌头碱类物质、枇杷仁中的氰苷类物质、苍耳子中的毒蛋白类物质以及朱砂中所含的重金属类物质等，一般需要经过炮制减毒才能在临床中应用。传统的炮制方法主要通过蒸、煮、炒等物理方法来减轻毒性，而现代中药发酵可以通过控制微生物的种类和作用机制，利用酶的专一性来控制对毒性物质的降解，使得毒性降低或消失，或对毒性成分进行修饰来降低毒副作用。例如，细菌SIPI-18-5可以明显降低草乌中剧毒成分乌头碱、中乌头碱及次乌头碱含量，明显增加毒性较小成分苯甲酰乌头原碱、苯甲酰次乌头原碱和苯甲酰新乌头原碱含量。枯草芽孢杆菌对不同药材所含的马兜铃酸A的含量均有不同程度的降低，普洱茶酵素提供的发酵菌种可以显著降低四逆汤中附子的毒性。

清半夏味辛、性温，有毒，具有燥湿化痰、降逆止呕、消痞散结的功效，古人认为将半夏与其他辅料发酵制曲后可缓和半夏的毒性。现代学者认为半夏的主要刺激性是由草酸钙针晶和蛋白组成的特殊晶体引起的，且半夏中的凝集素蛋白可增强针晶引起的刺激性。半夏发酵后较发酵前对家兔眼结膜的刺激性明显减弱，草酸钙针晶含量相对减少，表明发酵成曲后可缓和半夏的刺激性。百药煎的主要成分五倍子中富含鞣质，容易与蛋白质结合形成大分子沉淀物，对胃肠道具有刺激作用。经发酵后产生的没食子酸具有抗炎、抑菌、抗氧化等作用，且发酵后形成的大量赖氨酸能够有效避免鞣质与蛋白质的结合，从而缓解服用后食欲减退的不良反应，提高其收敛效果。

综上所述，随着发酵工艺的改进，将现代发酵技术充分利用到中药发酵中，可以弥补传统技术的不足，较大幅度提升疗效，降低毒副作用，为新药开发、药物疗效的提升提供科学依据，具有十分广阔的前景。

（赵思进　张　囡　陈雅芳　张　强　李　林）

下篇

创新篇

第七章

中药发酵的创新成果

近年来，中药发酵吸收现代科学新成果，在提质、增效、扩用及减毒等方面焕发出新的活力，并不断尝试开发创新产品，影响着中医药科学研究及相关产业领域。

一、六味地黄发酵液

六味地黄丸首载于宋代钱乙所著的《小儿药证直诀》，其方源可以追溯至东汉末年张仲景所著的《金匮要略》中的肾气丸。六味地黄丸由熟地黄、山萸肉、干山药、泽泻、牡丹皮、白茯苓六味药物组成，具有滋阴补肾的功效，主要用于治疗肾阴虚证。HPLC法检测六味地黄丸的主要化学成分有没食子酸、5-羟甲基糠醛、莫诺苷、当药苷、马钱苷、芍药苷、山茱萸新苷、丹皮酚等。

有研究将优选的有益光合细菌作为菌种，加入六味地黄汤中，再按照现代发酵工艺制成六味地黄发酵液。将光合细菌引入到六味地黄汤中进行代谢，利用光合细菌的生物转化功能和自身营养价值，产生了含有中药活性成分、菌体及其代谢产物的新型中药生物制剂。在制备过程中，温度、供氧条件、光照强度、培养周期、六味地黄汤浓度、pH值、接种量和代谢时间等均是影响其生物转化功能和自身营养价值的重要因素。发酵完成后，出现更多分子量更小的新物质，推测可能是由于发酵后人体中较难吸收的大分子被降解，成为更易吸收的小分子，从而提升疗效。

实验证实，相比六味地黄煎剂，六味地黄发酵液可以显著增强小鼠迟发型变态反应和小鼠半数溶血值，增强小鼠的体液免疫和细胞免疫功能。此外，还可明显改善环磷酰胺所致的外周血白细胞计数和骨髓DNA含量减少，显著抑制小鼠移植H22肿瘤生长，通过调节接种肿瘤小鼠的免疫功能达到扶正祛邪的目的。因此，六味地黄发酵液可以调节肿瘤患者的免疫功能，防治化学药物诱发的肺癌、食管癌等；配合化疗等治疗措施发挥协同抗肿瘤作用，延长患者的生存期。

二、玉屏风散发酵液

玉屏风散由防风、黄芪、白术组成，具有益气固表的功效，主要用于治疗肺卫气虚证，症见汗出恶风，面色㿠白，易感风邪，舌淡苔薄白，脉虚浮。采用HPLC法检测玉屏风散中的主要化合物有黄酮类、色原酮类、香豆素类等。玉屏风散发酵液是利用微生物发酵法对玉屏风散煎剂进行发酵而成，菌种、培养基温度、湿度和发酵时间等均是影响发酵炮制成功的关键因素。有研究确定了对玉屏风散进行生物转化的最佳转化培养基为：PDA培养基，有效转化时间为5天。

动物实验显示，玉屏风散经用酵母菌进行生物转化后，明显提高了小鼠腹腔巨噬细胞的吞噬功能以及明显增强了巨噬细胞和T、B淋巴细胞的增殖能力。玉屏风散发酵液（酵母菌发酵法）能提高正常小鼠T细胞增殖能力及脾抗体形成细胞数，能有效改善由环磷酰胺所导致的小鼠脾指数、胸腺指数下降；玉屏风散生物转化液（米曲霉菌株发酵法）组的T亚群（CD 4$^+$、CD 4$^+$/CD 8$^+$），γ干扰素（IFN-γ）的含量均高于玉屏风散水煎液。玉屏风散转化液还能增加正常小鼠血红蛋白含量、脾指数及脾抗体形成细胞数，有效改善环磷酰胺引起的白细胞总数下降、血红蛋白含量减少、脾脏及胸腺萎缩等免疫抑制现象。

除此之外，玉屏风散发酵物还被应用于动物饲养中，以提高生产性能。研究发现，玉屏风散药渣发酵物与基础日粮混合饲养黑山羊可以显著提高其体重，平均日增重达到每只96g。发酵物还能够提高黑山羊肌肉中氨基酸含量，降低硬脂酸含量，对改善羊肉膻味有积极作用，对肌肉中的PPARγ和CD36基因表达影响显著。此外，玉屏风散药渣发酵产物可促进黑山羊肠道中瘤胃球菌的分布，减少黑山羊对胆固醇的消化吸收。

三、葛根芩连汤发酵液

葛根芩连汤首载于东汉时期张仲景所著《伤寒杂病论》，由葛根、黄芩、黄连、炙甘草组成，具有清泄里热、解肌散邪的功效，主要用于治疗表证未解，邪热入里证。现代研究显示，其化学成分主要包括黄酮类、生物碱类、皂苷类、酚酸类、香豆素类、木脂素类等。

在发酵工艺方面，葛根芩连汤发酵液是利用酵母菌作为发酵菌种，在一定条件下进行发酵而成。酵母菌在发酵过程中产生纤维素酶、果胶酶、糖苷酶等，有效降低细胞壁对中药有效成分溶出的阻碍作用，显著增加有效成分含量。经过酵母菌发酵，葛根芩连汤中总黄酮和总生物碱含量均提高24%以上，为中药复方的研究与开发探索了新思路。有研究探索了葛根芩连汤发酵液的最佳制备工艺：将斜面菌种放置恒温培养箱中30℃培养48h；取斜面菌种接种于液体培养基中，置于摇床中，30℃、150r/min培养5天，4000r/min离心10min，将在分离出的酵母泥中加入灭菌水，制备出不同浓度的酵母菌液。同时，将葛根、黄芩、黄连、甘草分别粉碎至50～65目，按照8∶3∶3∶2的比例混匀；取适量生药与面粉（1∶1）制软材，置于培养皿中，121℃灭菌20min，在35℃条件下，酵母液浓度15g/L，发酵5h。

在药理研究方面，葛根芩连汤发酵液可用于预防流行性感冒和治疗糖尿病。有研究显示，其对流行性感冒小鼠的治疗作用机制可能是抑制肺组织病毒核酸表达，抑制肺组织Toll样受体-7（TLR-7）蛋白表达，保护小鼠肠道组织形态结构的完整，维持肠正常的生理功能。葛根芩连汤发酵液还可以显著降低2型糖尿病模型小鼠的空腹血糖（FBG）和胰岛素抵抗指数（IRI），升高骨骼肌葡萄糖转运蛋白4（GLUT4）表达含量，通过影响p38丝裂原活化蛋白激酶（p38MAPK）活性来调节GLUT4表达，促进外周组织对葡萄糖的摄取和利用，显著降低空腹血糖。另外，由于葛根芩连汤中的4味药均有抗氧化作用，经复方配伍后可能产生协同抗氧化作用，提升2型糖尿病模型大鼠的抗氧化物酶的活性，降低脂质过氧化物的含量，从而增强自由基清除能力，减少活性氧（ROS）的产生，最终达到抗糖尿病、保护胰岛β细胞功能，改善胰岛素抵抗作用。

（赵思进　张　囡　雷　恩　滕学文）

第八章
中药发酵的国家级非物质文化遗产

廖氏化风丹

【组成】

药母、紫苏叶、僵蚕、全蝎、天南星（制）、苍术、雄黄、硼砂、巴豆霜、人工麝香、冰片、天麻、荆芥、檀香、朱砂。

【发酵源流】

"廖氏化风丹"创制于崇祯十七年（1644年），距今370余年。明末清初，廖氏先祖廖品武于贵州板桥安身行医，出售药材。廖家第三代先祖廖耀寅依据祖传秘方，结合医药典籍和当地药材特性，通过数年的潜心研究与试用，创制出了"廖氏化风丹"的雏形。随后，在使用中不断改进制作工艺，完善其组方配伍。"廖氏化风丹"原药采用特殊的发酵处理，以提高药效、降低毒性。2008年"廖氏化风丹制作技艺"入选第一批国家级非物质文化遗产名录。

【发酵工艺】

"廖氏化风丹"药母由生川乌、生半夏、生天南星、白附子、郁金等中药材加入六神曲、牛胆汁混匀后经独特传统的发酵制作而成。"廖氏化风丹制作技艺"核心制作技艺如下。

1. 药材优选

精选道地优质中药材，作为药母发酵原材料。

2. 充分浸泡

药材粉碎混合后加入标准比例牛胆水充分浸泡。

3. 深度发酵

瓦缸常温密闭发酵1~2个月，经历多次翻动。观察发酵物稀稠度与气味变化，精准控制发酵时间。所得药母尝之味苦、涩中回甜，呈棕色。

4. 完全风干

发酵后药母出缸揉团，装入棕榈袋中置于通风处自然风干 2 ~ 3 个月，待药团表面呈蜂窝状，即得。

【发酵原理】

"廖氏化风丹"药母中含有川乌、半夏、天南星等多种含毒性成分的中药，采用发酵法进行炮制，目的就在于降低毒性、增强疗效。

生川乌是"廖氏化风丹"药母中的主要有毒药味，其主要的活性成分为乌头碱、新乌头碱、次乌头碱等双酯型生物碱。研究显示，发酵炮制可以促进药母中双酯型生物碱降解为单酯型生物碱，毒性极大降低。此外，药母发酵炮制过程中尿嘧啶、次黄嘌呤、黄嘌呤及总核苷等物质显著增加。因未发酵的"廖氏化风丹"药母中存在其他大分子核苷（酸）类成分等，这些成分在发酵条件下进行降解，产生小分子的核苷类成分，从而导致部分核苷及总核苷成分含量显著增加，因此"廖氏化风丹"药母发酵具有增加有效成分的作用。神曲、牛胆汁等发酵物质以及发酵时间、温度、湿度等发酵条件在增效减毒的过程中也发挥着重要作用。

【发酵效用】

"廖氏化风丹"的药母发酵制作技艺使其疗效卓著，安全性可靠。临床研究主要是对"廖氏化风丹"治疗脑卒中、脑梗死、癫痫、面瘫等作用进行观察。

1. 治疗脑卒中

采用"廖氏化风丹"与阿托伐他汀钙片联合治疗脑梗死的效果显著，能明显改善神经功能缺损情况，缩减颈动脉斑块面积，软化斑块，改善预后。"廖氏化风丹"对急性脑梗死同型半胱氨酸（Hcy）、内皮素（ET）、NO 有明显干预作用，已证实"廖氏化风丹"与西药联合治疗疗效优于单纯西药治疗组，其机制可能是通过降低脑卒中高危因素 Hcy、ET，增加 NO，逆转血管内皮功能等机制发挥疗效，从而促进神经功能的恢复。

Meta 分析显示，在总有效率方面，"廖氏化风丹"联合基础治疗方案比单独应用基础治疗方案治疗效果更优；在神经功能分级方面，"廖氏化风丹"联合基础治疗方案比单独应用基础治疗方案治疗效果更优；在不良反应发生率方面，与对照组相比，试验组的不良反应发生率差异无统计学意义。因此认为"廖氏化风丹"联合基础治疗方案对脑卒中的临床疗效相较于单独应用基础治疗方案治疗效果明显更优，且无明显不良反应。

2. 治疗面瘫与面肌痉挛

临床上观察针刺联合"廖氏化风丹"治疗风痰阻络型面肌痉挛的临床疗效，结果显示针刺联合"廖氏化风丹"能有效改善患者面肌痉挛频率及强度，缩短治疗周期，提高治愈率，临床疗效明显优于单纯针刺治疗。

此外，针刺联合"廖氏化风丹"治疗风寒型周围性面瘫能有效改善患者面神经功能及临床症状，缩短平均治愈疗程，提高社会功能，临床疗效优于单用针刺治疗，且安全性好。

3. 治疗癫痫

临床试验显示，拉莫三嗪联合"廖氏化风丹"治疗初诊癫痫患者可提高治疗有效率，减少癫痫发作次数，缩短癫痫持续时间。此外，"廖氏化风丹"联合丙戊酸钠治疗癫痫具有较好的临床疗效，能提高患者的认知功能，降低癫痫发作频率和炎症反应。两者联合用药的总有效率是97.50%，显著高于西药单独用药的77.50%。在治疗过程中，可以明显改善头痛、疲倦、肌肉阵挛、全身肌痛好转时间，显著降低癫痫发作次数、发作持续时间以及患者血清中IL-6、IL-1β、TNF-α、人高迁移率族蛋白B1（HMGB-1）水平，显著提高患者MoCA评分。

（张囡　宋玉　尚红艳　陈明亮）

第九章

发酵技术的现代革新

随着现代微生物技术和现代工艺的不断发展，发酵技术不断革新，已经广泛运用于传统中药发酵产品、中药药渣等方面。本章按照发酵菌种（群）筛选研究、发酵工艺优化研究、发酵产品的药效与药理学研究、发酵产品的质量控制研究、发酵产品的安全性评价研究5个部分对当前发酵技术的革新进行阐述。

一、发酵菌种（群）筛选研究

传统中药发酵技术使用自然界的自然菌种发酵，且发酵过程不进行严格的无菌控制，不能定向地控制中药发酵的全过程，会造成不同产地或相同产地不同批次的产品差异较大、质量稳定性较差等问题。随着微生物技术的不断发展，现代中药发酵向着利用特定菌种发酵的方向发展。特定菌种一般是从自然发酵的菌群中提取分离出来的优势菌种，在中药活性成分的变化过程中发挥着主要作用。因此，发酵菌群的分离、纯化与筛选技术是现代发酵工艺的基础研究。

目前常用的菌种为真菌类和益生菌类，真菌具有种类多、次生代谢产物多、培养条件简单等特点，还能产生分解纤维素、淀粉、蛋白质、脂类等营养物质的酶类，对天然培养基具有较强的分解利用能力，是发酵中药的主要功能菌。优质的生产菌种需要具有以下特性：①遗传特性稳定，不易变异退化；②生长繁殖能力强，有较高的生长速率及合成目标产物的能力；③不产生或少产生与目标产品性质相近的副产物及其他产物，目标产物易从发酵液中分离、提取和精制；④对培养营养成分要求低，能利用价格便宜、来源广泛的原料；⑤最适温度、耗氧适中，可在易于控制的培养条件下迅速生长和发酵。

优势菌群一般是通过对不同菌株目标发酵产物产量的比较来筛选。以下为几种常见的菌种筛选方法。

（一）常规筛选方法

菌种常规筛选步骤为：发酵→分离纯化→培养纯化菌种→菌种鉴定→筛选分离出纯种菌种发酵能力好的菌株。

常规筛选菌种，通常依据对不同菌株的发酵要求，形成几个评价指标来筛选优势菌种。例如，用粪链球菌、芽孢杆菌、酵母菌、乳酸菌，对猫爪草原药进行发酵，以发酵后葡萄糖和甘露糖的含量为评价指标，通过最大吸收波长扫描，筛选发酵猫爪草的优势菌株。在筛选发酵夏秋茶的红曲优势菌种中，选择益生菌–红曲菌为发酵菌种，以菌体干重和色价为评价指标，筛选较优红曲菌种。在研究辣木叶发酵菌株中，使用海洋嗜杀酵母菌、戊糖片球菌、植物乳杆菌与黑曲霉4株菌株对辣木叶进行固态发酵，以发酵过程中产生的纤维素酶活力、滤纸酶活力、β–葡萄糖苷酶活力、多酚含量、1,1–二苯基–2–三硝基苯肼（DPPH）自由基清除能力为指标综合评价，筛选适宜辣木叶发酵、改善多酚生物有效性的优良菌株。

（二）附生菌筛选方法

附生菌是指中药材表面后天附着的微生物和药材原有内生菌的集合，其筛选步骤为：发酵→分离纯化→培养纯化菌种→菌种鉴定→筛选分离出发酵能力好的纯种菌株→诱导驯化。

通过制备驯化培养液，探究驯化培养液成分比例，以期驯化出一株既能耐受本中药材的抗菌作用，又能利用该药材作为自身生长培养基成分的菌株，最后保存目标优势菌种。

（三）现代菌种筛选方法

1. 平皿快速检测法

利用菌体在特定固体培养基平板上的生理生化反应，将肉眼观察不到的产量性状转化成可见的"形态"变化，包括纸片培养显色法、变色圈法、透明圈法、生长圈法和抑制圈法等。

2. 计算机筛选技术

由于现代计算机技术的发展，计算机技术和生物技术相结合已能用于菌种的筛选。例如，以分形和多重分形理论为基础，以计算机图像识别技术为手段对霉菌绿僵菌菌落形态进行了定量描述，发现菌落的生长形态特征与菌种性能好坏有一定的对应关系。根据多重分形特征与菌种性能相关性设计的分类器，可以用于优良菌种的自动识别，与人工分离筛选的实验数据相吻合。

3. 高通量筛选技术

高通量筛选技术是将许多模型固定在各自不同的载体上用机器人加样培养后，用计算机记录结果并进行分析，使筛选从繁重的劳动中解脱出来，实现了快速、准确、微量筛选，一个星期就可筛选十几个、几十个模型的成千上万个样品。合理利用资源配置的自动筛选仪器可以用最少的资源筛选大量的经诱变的群体。

目前，微量化仪器和自动操作系统已经用于菌种筛选。目前以液滴微流控高通量筛选系统为代表。例如，有研究建立了一种适用于产α-淀粉酶地衣芽孢杆菌的液滴微流控高通量筛选系统，可以通过技术快速筛选得到产酶性能提高的高产菌株。具体来说，首先找到一种表征α-淀粉酶的产量优劣的荧光底物，DQ淀粉可以作为产α-淀粉酶地衣芽孢杆菌液滴微流控筛选的荧光底物；然后，将α-淀粉酶地衣芽孢杆菌通过单细胞液滴包埋条件优化，使之可以应用于液滴微流控高通量筛选系统；最后，通过比较不同液滴的荧光强度差异筛选产α-淀粉酶量多的优势菌株，荧光强度越强，该液滴包埋的单细胞产酶量越大。

此外，还可以使用液滴微流控高通量筛选方法筛选啤酒的发酵优势菌种。目前有研究以啤酒酵母 Saccharomyces pastorianus 02 为初始菌株，经常压室温等离子体诱变，液滴微流控乙醇初筛，α-葡萄糖苷酶（α-GC）和乙醇脱氢酶 Ⅱ（ADH Ⅱ）活力复筛，经发酵实验，获得了遗传和发酵稳定性良好的超高浓啤酒酿造菌株9-50。

4. 理性化筛选技术

随着遗传学、生物化学等学科的发展，人们已逐渐了解重要工业微生物菌种的遗传背景和代谢途径。运用已掌握的遗传学和生物化学方法，科学设计选择性"筛子"，就可以轻易地把大部分不符合要求的菌株经过第一轮预筛就淘汰掉，使具有有效性状的突变株很方便地被筛选出来，从而大大提高了筛选效率。这种方法可以通过预先精确设计，使突变型带上某些遗传标记，在外观表型上，突变菌株与大量未突变菌株可以明确区分开。通过预筛选能方便地得到所需类型的突变型，再通过摇瓶试验，确定有潜力的菌株，进一步加以改良，最终得到符合生产要求的高产菌株。这种方法可以大大节省劳动力，提高筛选效率。

5.16S rRNA 基因测序技术

在发酵菌株的筛选中，可以应用16S rRNA基因测序技术确定发酵菌株的种属。例如，从新疆阿克苏的三份手工酸奶样品中分离出4株经传代接种，仍能明显凝乳且性能稳定的菌株，经16S rRNA基因测序结合形态生理鉴定对菌株16S rRNA基因进行测序分析，可以确定菌株的种属。

二、发酵工艺优化研究

传统中药发酵的过程通常属于自然菌种发酵，无法控制人为的条件，无法选择优势菌种。随着现代发酵工程的发展，发酵工艺不断优化，对发酵的菌种和发酵过程的条件都能进行有目的的调节和控制。近年来，开始出现固体发酵等新型工艺。

根据发酵培养基的状态，现代中药发酵技术分为液体发酵和固体发酵两类。20世纪80年代后期，建立了一种使真菌与中药有机结合的复合型中药生产工艺，称为新型固体发酵，也称双向性固体发酵。新型固体发酵是采用具有一定活性成分的中药或药渣作为药性基质，替代传统的营养型基质，与发酵菌种构成发酵组合，具有活性成分的药性基质既能提供真菌所需营养物质，大量生长繁殖菌体，又能因真菌酶的影响而改变其原有组织成分，产生新的性味功能，因此具有双向性（图9-1）。

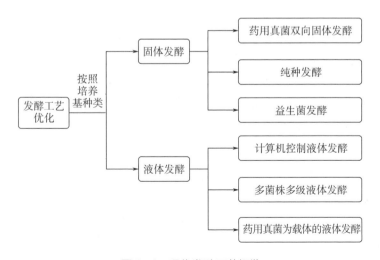

图 9-1 现代发酵工艺概览

（一）固体发酵

1.药用真菌双向固体发酵

药用真菌双向性固体发酵体现了药用真菌与中药材之间的有机结合，以药用真菌作为发酵菌株，以具有活性成分的中药材作为基质，既能提供真菌生长所需要的营养，又因真菌作用而使中药成分发生变化，从而使整个发酵过程具有双向性。

（1）灵芝-丹参双向固体发酵工艺优化

通过观察在不同湿度下丹参基质的灵芝菌丝生长情况和不同灭菌条件下的丹参基质活性物质损失情况，得出灵芝-丹参双向固体发酵基质的最佳湿度为70%，最佳灭菌温度为100℃，灭菌时间为60min。通过对不同发酵期菌质化学成分的测定、活血化瘀药效的综合评估，确定发酵终点为发酵40天。

（2）灵芝-桔梗双向固体发酵工艺优化

研究发现，桔梗双向发酵的最佳培养基组成是桔梗非药用部分添加比例为30%，其他成分中玉米芯66%、麦麸4%；最佳湿度为55%。通过对不同时间获得发酵物抗氧化功效的评估，可确定发酵终点为满袋后5天。发酵后的桔梗菌质含有多糖、总酚等抗氧化成分，能延长急性脑缺血小鼠的喘息时间而发挥对脑缺血缺氧的保护作用。

2.纯种发酵

纯种发酵技术属于绿色环保的"黄金技术"，越来越受到当今中药研究的重视。纯种发酵可反映出碳源、氮源的利用和pH值、菌体浓度和产物浓度等参数之间的相互关系，发现其工艺控制中存在的问题，并能判断发酵终点，缩短发酵周期，解决杂菌污染。

纯种发酵技术将传统炮制发酵法与现代生物技术相结合，采用固定的优势菌种进行纯种发酵工艺（思路类似于"双向发酵"），可避免产生毒素的杂菌污染，保证发酵生产的稳定及产品的质量和安全，并能方便对发酵生产过程进行参数数字化管理。目前已有运用纯种发酵方法对毒性中药进行减毒的系统研究、纯种发酵对淡豆豉进行工艺参数优化的研究、纯种发酵对曲类中药进行可控制的发酵工艺等。

3.益生菌发酵

益生菌微生态制剂可直接影响动物肠道微生物菌群结构，抑制有害菌生长，增强机体免疫力，缓解动物应激等。

（1）益生菌多菌株协同发酵工艺

在阐明传统发酵炮制的有效菌种、相对丰度及其变化规律等基础上，借助多菌种协同发酵是一种极具前景的发酵炮制方法。其炮制流程为：菌种活化、制备种子液→制备发酵中药培养基→发酵条件优化（单因素实验、响应面优化）。

例如，采用萨氏曲霉和枯草芽孢杆菌协同发酵六神曲，以淀粉酶和蛋白酶活力为考察指标，采用单因素试验优化得到最佳发酵条件，并发现协同发酵产物能产生显著的促进胃肠推进作用。以多种益生菌协同发酵六神曲，发现其具有作为饲料改善仔猪断奶应激的潜在用途，并推测其作用机制为该工艺发酵的六神曲可能通过促进产乳酸和短链脂肪酸细菌的增殖来增强仔猪肠道稳态，并降低肠道炎症因子水平，为益生菌发酵六神曲调节肠道菌群提供了科学依据。多菌种发酵是与传统发酵方法较为接近的炮制方法，而以上研究成果从一定程度上说明了多菌种发酵的潜在可行性。此外，以酿酒酵母菌与植物乳杆菌协同发酵甘草药渣，发现最佳发酵条件为：酿酒酵母菌与植物乳杆菌接种比例1：3、接种量8%、发酵48h、温度34℃，在此条件下甘草总黄酮含量为（1.98±0.02）%。发酵产物具有良好的抗氧化活性，在资源再利用方面具有积极意义。

（2）菌酶协同发酵工艺

菌酶协同发酵工艺是首先筛选优势发酵菌种和优势发酵酶，其次将二者结合对固体底物进行发酵的工艺方式。菌酶协同发酵是在微生物发酵基础上添加外来酶，酶水解后的底物能够更好地被菌体利用，形成正向促进作用，将菌种潜力和底物利用率提升到最大。菌酶协同发酵过程中可添加不同的酶，即降解原料纤维的酶、抑菌酶、提高免疫力的酶以及降解有害物质的酶。

有研究采用菌酶协同发酵方式发酵自选中药饲料添加剂，以中药发酵前后上清液中粗多糖含量为指标确定发酵质量，通过单因素试验及正交试验对发酵菌种、酶制剂、发酵条件等发酵参数进行优化。在微生物发酵中药基础上添加纤维素酶、果胶酶，采取单酶发酵、双酶发酵的方式分别发酵中药。结果显示，双酶发酵效果较好，纤维素酶：果胶酶最佳比例为

3∶7，最佳酶添加量为150U/g。

（二）液体发酵

液体培育菌种具有菌丝生长速度快、发菌速度快、污染率低、生产周期短的优点，是食用菌工厂化栽培首选的育种方式，比传统固体菌种培育更具有优势。

液体发酵是指利用液体培养基通过发酵从而获得需要的菌种的方式，又称深层发酵。液体发酵的原理是：将液体培养基倒入发酵罐、三角瓶或其他发酵装置中，通入无菌的空气，进行振荡培养。在培养的过程中要随时观察发酵罐内的变化，控制发酵罐中菌体的生长繁殖状况，同时控制反应环境，使菌体不断增殖发育，获得大量菌种。由于采用液体发酵的培养基为液体，因此在后续操作过程中更为方便，符合机械自动化的要求，较原先的人工培养方式具有更高的工作效率，符合未来的发展方向。

1.计算机控制液体发酵

发酵系统对液体菌种的培养具有决定作用，探究液体菌种计算机控制的发酵系统，对液体菌种培育的自动化和智能化具有现实意义。计算机辅助设计软件系统利用设计者的综合分析及逻辑判断能力、创造性思维能力，与计算机极强的数据处理能力，结合其图形处理能力，形成一个设计者与计算机紧密配合的系统，配合设计者完成产品的研发，缩短设计周期，提高设计质量，方便设计者能更快、更好地完成相应的设计任务。

2.多菌株多级液体发酵

多菌株多级液体发酵是一种新颖的液体发酵方式，它设置了多个级别的多菌株群，按照级别顺序，一批一批接种多菌株群，连续的两批接种步骤间注意杀菌。

例如，采用多级发酵对八珍汤进行液体发酵，通过不同的发酵方式（直接熬制、自然发酵、人工发酵），考察发酵前后微量元素及抗氧化活性的变化。结果发现，与直接熬制相比，八珍汤经人工发酵后，各种微量元素含量均高于直接熬制的药液，锌、铁、铜含量显著提高；SOD活性和羟自由基的清除能力明显提高。

3.药用真菌为载体的液体发酵

人体需要的多种微量元素不易被人体直接吸收，以药用真菌作为载体，通过液体发酵，将不能直接吸收的无机态微量元素转化为有机态而易于被人体直接吸收利用。例如，在云芝的培养基中加入一定浓度的Na_2SeO_3，经液体发酵培养后，云芝菌丝体中有机硒含量随着培养基中添加硒浓度的提高而升高。以硒添加量为20mg/kg最佳，富集在菌丝体内硒的浓度是添加浓度的20倍，由此制成的含硒云芝粉适于人体服用。

灵芝液体发酵工艺研究中，通过摇床培养实验，从22个灵芝菌株中筛选出三萜高产菌株GL31，同时进行了优化发酵条件的研究。结果表明，优化的工艺条件为：自然pH值下，接种量为20%，培养时间为84h，再静置培养144h，获得菌丝三萜的含量达到4.91×10^{-2}g/100ml。

对液体发酵蛹虫草进行的工艺优化研究发现，优化工艺的培养液中虫草素总量是菌丝体中虫草素总量的6倍多，振荡培养7~9天，可使每瓶培养物的虫草素和腺苷总量达到10mg以上。在冬虫夏草发酵液中加入黄芪、当归、海马、柴胡及焦三仙，对冬虫夏草菌丝体生长有明显的刺激作用，可以影响发酵液中多糖含量，显著提高虫草菌丝体中主要有效成分甘露醇的含量。

三、发酵产品的药效与药理学研究

（一）有效成分检测

1.气相色谱－质谱联用技术

气相色谱－质谱（GC-MS）联用技术可用于挥发性成分的鉴定。采用GC-MS的方法研究半夏曲发酵前后挥发性成分变化，发现具有刺激性的甲基庚烯酮减少，具有保护胃黏膜细胞作用的姜烯和姜黄烯明显增加，烷烃、烯烃、醇类、酚类、醛类、脂肪酸类等物质有所变化，这些成分的变化可能与发酵后缓和半夏毒性、增强消食导滞功效、产生芳香气味等有关。

2.液相色谱串联高分辨二级质谱

液相色谱串联高分辨二级质谱（LC-HRMS/MS）技术因具有分辨率

高、灵敏度高的特性，且获得的母离子与子离子的质量数均准确，已普遍应用于解析复杂体系组分或测定微量、痕量成分。

有研究采用LC-HRMS/MS对胆南星炮制前后的化学成分进行分析，结果显示其炮制前含有黄酮糖苷、有机酸、硫酸化糖苷、磺基化糖苷、核苷和脂肪酸及其糖苷、磺基化衍生物等，并归纳了部分成分的裂解规律。解析LC-HRMS/MS图谱可快速、有效识别成分类别，归属化合物，但尚不能分辨同分异构体。

（二）血清化学

酶联免疫吸附测定（ELISA）已成为分析化学领域中的前沿课题，是在免疫酶技术的基础上发展起来的一种新型的免疫测定技术。有研究采用ELISA检测红曲对脾虚食积证小鼠血清中胃动素（MTL）、胃泌素（GAS）、5-羟色胺（5-HT）和血管活性肠肽（VIP）水平的影响，结果表明红曲可升高脾虚食积证小鼠胃肠激素MTL和5-HT的水平，降低VIP水平，说明红曲发酵后能调节脾虚食积证小鼠的胃肠功能，其机制可能与调节胃肠激素水平等原因有关。

（三）动物药理学实验

动物药理学实验广泛应用于发酵产品的药效学和药理学研究，直接说明曲类中药发酵炮制前后活性功效变化。

有研究以小肠推进率、胃排空率为指标，考察半夏曲发酵前后对正常小鼠及脾虚积滞模型小鼠胃肠道运动的影响，以观察半夏曲的药理作用。结果发现，半夏曲发酵后较发酵前对小鼠胃肠道促进作用更强，能够显著改善小鼠胃肠道激素GAS、胆碱酯酶和NO水平，增强小鼠的消化能力，证明半夏曲可以用于治疗脾虚积滞证。

此外，发酵中药还可用于饲料或饲料添加剂的开发，其药理学与药效学实验可以直接以饲养动物为研究对象。例如，研究植物乳杆菌发酵黄芩药渣作为饲料添加剂，对断奶仔猪进行饲喂试验。结果发现，经植物乳杆菌发酵的黄芩药渣作为饲料添加剂能够有效提高仔猪增重，降低仔猪腹泻率，有助于提高仔猪免疫力，调节仔猪肠道微生物菌群。

（四）临床药效试验

临床试验指任何在人体进行药物的系统性研究，以证实或揭示试验药物作用、不良反应和/或试验药物的吸收、分布、代谢和排泄的试验，是目前寻找新的治疗药物和方法的极有效途径。随机对照临床试验（RCT）通常被认为是临床证据中的金标准。在牛津循证医学中心制定的证据等级中，RCT位于证据强度最高的金字塔顶端。除了RCT以外，还有观察性试验、队列研究、描述性研究等方法。此外，Meta分析等二次研究方法也逐渐受到研究者的重视。

采用随机对照试验观察百令胶囊辅助来氟米特联合泼尼松治疗系统性狼疮性肾炎患者的临床效果，结果显示百令胶囊辅助来氟米特联合泼尼松治疗，可显著提高狼疮性肾炎患者的临床疗效，改善免疫功能，减轻炎症反应，改善肾功能，降低不良反应发生率。此外，采用Meta分析化风丹联合基础方案治疗中风的有效性和安全性，结果显示化风丹联合基础方案治疗中风的临床疗效相较于单独应用基础治疗方案效果更优，且无明显不良反应。

（五）体外细胞实验

体外细胞实验相比体内实验利用整个生物体进行实验，可实现更具特异性、更简单的分析，在药理实验研究中占有重要地位。因此，细胞实验对于阐述发酵药物的药效特点与作用机制具有重要应用价值。

例如，以WRL-68人正常肝细胞构建氧化应激模型，研究霍山石斛发酵前后的抗氧化酶活力。结果表明，霍山石斛发酵后的酵素能显著降低ROS水平，过氧化氢酶（CAT）、GSH-Px、SOD等酶系的活力上升，其抗氧化能力的提升与发酵过程中酚酸类和黄酮类物质的增加呈显著正相关。

四、发酵产品的质量控制研究

发酵类中药既可以直接作为饮片用于临床，也可以作为众多中成药的原料或处方组成，其真伪优劣直接影响临床效果。发酵类中药应用广泛，种类繁多，但由于各地处方及发酵工艺不统一、缺少发酵类中药质量的评价方法，导致发酵类中药产品质量参差不齐。目前，《中国药典》2020年版、部颁标准及各省中药饮片炮制规范中发酵类中药的质量评价呈现出处方及工艺缺乏统一，缺乏量化的、体现药效的、具有发酵类中药特色的质控指标以及质量控制技术尚不成熟等特点（表9-1）。

表 9-1　部分发酵中药／中成药的质量评价现状

品种	标准来源	检测项目							
		性状	显微鉴别	薄层鉴别	水分	灰分	浸出物	黄曲霉毒素	含量测定
六神曲	中华人民共和国卫生部药品标准·中药材（第1册）	√	—	—	√	√	√	—	—
	北京中药饮片炮制规范（2008年版）	—	√	—	√	—	—	—	—
	福建省中药饮片炮制规范（2012年版）	√	—	—	√	—	—	—	—
	四川省中药饮片炮制规范（2015年版）	√	√	—	√	√	√	—	—
	安徽省中药饮片炮制规范（2019年版）	√	√	—	—	—	—	—	—
	山东省中药饮片炮制规范（2012年版）	√	—	—	√	√	—	—	—
淡豆豉	中国药典2020年版一部	√	—	√	—	—	—	—	√
胆南星	中国药典2020年版一部	√	√	—	—	—	—	—	—
百药煎	四川省中药饮片炮制规范（2015年版）	√	—	—	√	√	√	—	—
	浙江省中药炮制规范（2015年版）	√	√	—	√	—	—	—	—
	江苏省中药饮片炮制规范（2020年版）	√	—	√	√	√	—	√	√
建神曲	重庆市中药饮片炮制规范及标准（2006年版）	√	—	—	√	—	—	—	—
	江西省中药饮片炮制规范（2008年版）	√	√	—	√	√	√	—	—
	四川省中药饮片炮制规范（2015年版）	√	√	—	—	—	—	—	—

续表

品种	标准来源	检测项目							
		性状	显微鉴别	薄层鉴别	水分	灰分	浸出物	黄曲霉毒素	含量测定
半夏曲	中华人民共和国卫生部药品标准·中药材（第1册）	√	—	—	—	—	—	—	—
	河南省中药饮片炮制规范（2005年版）	√	√	√	—	—	—	—	√
	天津市中药饮片炮制规范（2022年版）	√	—	√	—	—	—	—	—
乌灵胶囊	中国药典2020年版一部	√	√	√	—	—	—	—	—
金水宝片	中国药典2020年版一部	√	√	—	√	√	—	—	√

发酵产品的质量控制需要控制发酵全过程中的影响因素，例如发酵辅料、发酵菌株、发酵时间、发酵温度、湿度、pH值等，现代研究对此不断地进行了探索。

（一）电子感官鉴别技术

传统发酵药物或产品的鉴别一般采取人工感官的方法，存在主观性强、费时费力等问题。因此，现代研究积极融合电子仿生技术、人工智能网络技术等先进方法进行鉴别技术的改进，应用前景广泛。

电子舌被认为类似于人体的味觉器官，能够用于所有可溶性化合物的检测。其对样品的分析基于样品整体的信息给出响应信号，因而能够从整体上反映出样品的信息。采用电子舌和测色仪能够将不同比例的酱香型纯粮酒和乙醇溶液的混合溶液很好地区分开。可以看出，电子舌在白酒质量的检测和管理方面有很大的应用潜力。

电子鼻又称气味扫描仪，是一种快速检测食品的新颖仪器，以特定的传感器和模式识别系统快速提供被测样品的整体信息，指示样品的隐含特征。有研究基于Heracles Neo快速气相电子鼻（flash GC e-nose）检测技术对炮制辅料醋进行气味-质量快速检测分析研究,通过对炮制辅料醋快速气相电子鼻气味特征数据进行判别因子分析(DFA),进一步建立并优化了人工神经网络气味-质量多层次感知判别模型,模型训练准确率为97.8%,测试准确率为98.5%,实现了对辅料醋气味-质量的快速判别。此外,有研究通过电子感官分析系统,标记出发酵流程中发酵乳的质量好坏。研究中借助朴素贝叶斯(NB)构建了集成分类模型,按照嗅觉感官进行质量评定,达到96.2%的精确率。此外,提出基于Stacking的异构集成分类模型,将色差、酸度、质构等多感官数据融合以提升发酵乳分类性能,达到了96.8%的精确率。

(二)微生物检测技术

现阶段,国内外已经有了自动微生物分析技术,如基于高通量测序的检验方法和基于扩增子测序的检验方法,但是传统发酵食品检验方法因受到死菌细胞和杂质颗粒的影响,对于活菌的检验灵敏度低,导致检验稳定性不高。

部分学者提出将模糊控制技术应用于发酵食品的微生物控制过程。首先,利用消除法处理活菌图像中的黑色连通区域,去除杂质颗粒,通过检测空心去除死菌细胞。根据处理后的活菌图像提取活菌特征参数,将提取到的参数输入到BP神经网络,得到发酵产物微生物检验结果。在此基础上,利用模糊控制技术设计反馈控制,通过温度参数的反馈实现对发酵食品微生物的质量控制。结果表明,研究的发酵食品微生物检验方法灵敏度高,精密度满足检验需求,稳定性得到了提升。

(三)理化指标测定技术

1.高效液相检测技术

采用HPLC及其联用技术建立中药饮片有效成分、特征成分、毒性成分的含量测定方法,以及中药饮片的特征图谱和指纹图谱,是目前质量评价方法中应用最为广泛、准确的方法之一。例如,利用HPLC测定半夏曲中琥珀酸含量,同时对其水分、灰分、水溶性浸出物做出限定,有利于建立半夏曲质量标准的统一规范。在胆南星的质量控制研究中,有研究采用高效液相色谱电雾式检测器(HPLC-CAD)技术,建立胆南星中猪去氧胆酸和鹅去氧胆酸的含量测定方法。结果表明,鹅去氧胆酸在$0 \sim 2.435 \mathrm{g \cdot L^{-1}}$与吸光度呈良好线性关系，平均加样回收率为98.98%（RSD1.0%）。猪去氧胆酸和鹅去氧胆酸分别在4.7～94mg·L^{-1}，5.44～108.8mg·L^{-1}与峰面积呈良好线性关系，平均加样回收率依次为99.53%（RSD1.0%）和99.58%（RSD1.4%）。因此，结合每类发酵中药的成分特点，建立操作简便、准确度高、重复性好的含量测定方法，有助于饮片的质量控制与评价。

2. 近红外光谱技术

近红外光谱分析技术因其具有的快速无损、可在线检测等优势，在农业、食品、医疗、能源等行业都具有广泛的应用。相较于常规化学法化验样品理化指标存在的耗时长、结果滞后、易产生测量误差等问题，通过建立近红外光谱分析模型，无须对样品进行前处理，由光纤在线采集样品的光谱数据即可实现生产过程参数的实时动态监测和分析，因此近红外分析技术在发酵产品生产过程参数检测中得到了多方面的应用和发展。

有研究采用近红外光谱进行发酵虫草菌粉生产过程中总多糖的快速测定，实现生产过程的含量测定和质量控制。基于发酵虫草菌粉生产全过程的菌种培养、菌种传代、菌种发酵、发酵物滤过、发酵物干燥、发酵物粉碎、发酵物混合等各个操作单元，采用苯酚–硫酸法显色，紫外可见分光光度法测定不同批次、不同过程各个操作单元中的发酵虫草菌粉总多糖含量，结合近红外光谱建立发酵虫草菌粉总多糖全过程链的预测模型，该模型能实现快速分析发酵虫草菌粉质量，为提高生产过程发酵虫草菌粉总多糖质控水平提供借鉴。此外，有学者通过将偏最小二乘法与傅里叶变换近红外光谱相结合，通过解析白酒样品的近红外光谱图和对光谱进行不同的预处理，采用内部交叉验证建立模型，模型的预测效果很好，具有较高的精密度和良好的稳定性，能满足生产中白酒乙醇度的快速检测要求。

3. 静电场轨道阱质谱技术

静电场轨道阱质谱技术具有定性能力强、灵敏度高、通用性广、非衍生前处理以及高通量等分析优势，在食品检测中应用广泛，主要用于农药残留、兽药残留、非法添加、食品特异成分的鉴别、食品中特征指标发现等领域的检测研究。有研究建立基于超高效液相色谱–静电场轨道阱质谱快速筛查确证白酒中安赛蜜、甜蜜素、甘露糖、山梨糖醇、糖精钠、阿斯巴甜、阿力甜、麦芽糖醇、纽甜、三氯蔗糖10种甜味剂的方法。结果表明，该方法简便、快速，定性定量准确可靠。

4. 酶类检测技术

现代研究认为，消化酶是能反映发酵类中药质量的指标。因此，除了对发酵类中药具体成分进行含量测定外，还需要对发酵过程的酶类进行检测。目前，针对发酵类中药酶活力测定方法按照原理主要分为2类：测定底物的消耗量和测定酶解产物的量。常用的方法有碘淀粉比色法、3，5-二硝基水杨酸（DNS）比色法、福林酚法、对硝基苯磷酸二钠（p-NPP）法、对-硝基苯基-β-D-吡喃葡萄糖苷（p-NPG）法、纤维蛋白平板法等，见表9-2。

表9-2　发酵中药的酶活力测定方法

方法	原理	测定品种
碘淀粉比色法	支链淀粉和直链淀粉遇碘显色不同，直链淀粉显蓝色、支链淀粉显红色	六神曲、半夏曲、百药煎
DNS比色法	DNS与还原糖发生氧化还原反应，产物高温下显棕红色，颜色深浅与还原糖含量成正比	六神曲、建神曲、红曲
福林酚法	蛋白质中酚基在碱性条件下还原福林酚试剂呈蓝色	淡豆豉、六神曲、建神曲、红曲、半夏曲、百药煎
p-NPP法	脂肪酶水解对硝基苯磷酸二钠产生对硝基苯酚，对硝基苯酚在碱性条件下显黄色	六神曲、红曲、半夏曲
p-NPG法	p-NPG被底物酶解后释放出对硝基苯酚，对硝基苯酚在碱性条件下显黄色	淡豆豉
纤维蛋白平板法	以琼脂糖为固体支撑，以凝血酶和纤维蛋白原作用后制成人工血栓平板，纤溶酶作用平板产生溶解圈，以此表示纤溶活力	淡豆豉

五、发酵产品的安全性评价研究

（一）体内毒性试验

毒性试验是指给实验动物进行不同途径、不同期限的染毒，检测各种毒性终点的试验。其目的是确定无害作用水平、毒性类型、靶器官、剂量–反应关系，为安全性评价或危险性评价提供重要的资料。目前，通过检测实验动物染毒后机体的器官与血清指标变化是最常见的毒性试验方式。

例如，通过急性经口毒性试验和28天经口毒性试验观察苦荞醋饮的安全性。此研究中的急性经口毒性试验是通过灌胃方式连续14天给予受试动物，观察各组小鼠的一般情况，记录体重变化、大体解剖检查结果及脏器系数等数据。28天经口毒性试验是通过不同剂量连续灌胃28天，观察各组大鼠的一般情况，记录体重变化、摄食量和食物利用率等数据，试验结束时进行血液学检查、血生化检查、大体解剖检查及脏器系数的测定，以及组织病理学检查。

（二）体外毒性试验

体外毒性试验最常见的方式是细胞毒性试验。细胞毒性试验通过检测药物暴露于细胞后，致使细胞对染料或代谢底物的摄取、处理、释放、排斥等功能发生改变的情况，来评估药物对细胞造成的损害程度。例如，通过对成纤维细胞的毒性检测试验，对比牡丹花发酵液与水提液对细胞存活率的影响。结果显示，发酵液的毒性要比水提液小。此外，有学者研究了菟丝子发酵提取物的细胞毒性。采用HaCaT细胞，CCK-8法测定菟丝子发酵提取物的细胞毒性，根据细胞存活率公式计算样品的细胞毒性，绘制折线图确定提取物对HaCaT细胞无明显毒性作用的最高浓度，拐点值即为最高无毒性作用浓度。

（三）皮肤毒性试验

外用发酵产品的安全性评价需要依靠皮肤毒性试验，如人体封闭式斑贴试验。人体封闭式斑贴试验是通过特殊的斑试器将测试物质密封在皮肤上，24h或48h后观察皮肤反应的测试方法。常用于对化妆品的安全性评价以及检测致敏原。

有学者参照《化妆品安全技术规范》（2015年版）中人体封闭式斑贴试验方法，评价小球藻发酵产物对皮肤的安全性：选取30名合格的受试者，将100μl样品添加于斑试器小室内，空白对照为蒸馏水，将斑试器用低致敏胶带贴敷于受试者前臂曲侧，用手掌轻压使之均匀地贴敷于皮肤上，持续24h，期间不可进行剧烈运动或洗澡等。取下斑试器后30min（待压痕消失后）、24h、48h后分别按标准观察皮肤反应。结果显示，小球藻发酵产物具有较好的皮肤安全性。

（四）发酵菌种安全性评价

乳酸菌、葡萄球菌等菌种都是现代常见的发酵剂，在利用这些菌种进行产品发酵时，除了发酵原料自身的安全性评价外，发酵菌种的安全性评价也不容忽视。

1.体内安全性评价

有研究对乳酸菌FGM9的毒性作用进行观察。通过小鼠的体质量变化、组织病理学、血液中各种指标的变化情况等评估其毒性作用。结果表明，小鼠体质量增加正常，其体内主要脏器无病理性损伤，血液学指标正常，乳酸菌FGM9菌株对小鼠无毒副作用。

2.体外安全性评价

溶血实验与抗生素敏感试验是目前检测发酵菌株是否具有一定安全性的主要评价方法，常被一起运用到药物或食物发酵菌种的安全性评价中。例如，通过溶血性和耐药性实验对自然发酵面团中分离纯化的乳酸菌、诱导突变后的菌株 *Nakazawaea ishiwadae* GDMCC 60786以及葡萄酒中葡萄球菌进行安全性评价。

（1）溶血实验

是否具有溶血现象是评价菌株是否安全的一项重要指标。溶血实验结果中，如果透明圈是绿色的则称为α-溶血；如果在菌落的周围出现了透明圈，那么该菌株就可以称为β-溶血；没有透明圈的产生为无溶血环，称γ-溶血，也称无溶血，则为安全性菌株。

（2）抗生素敏感试验

敏感等级可以作为判断菌株是否具有安全性的标准。在敏感等级中，S（susceptible）级代表受试菌种对该种抗生素敏感，I（intermediate）代表受试菌种对该种抗生素中度敏感，R（resistance）代表受试菌种对此种抗生素具有耐药性。例如，采用Kirby-Bauer纸片扩散试验对所有分离的乳酸菌进行药敏试验。分别选择如下抗生素：红霉素（15μg）、链霉素（10μg）、氯霉素（30μg）、庆大霉素（10μg）、克林霉素（2μg）和氨苄西林（10μg），在37℃条件下培养24h，然后测量抑菌圈的直径，判定每种抗生素对受试菌株的抑制效果。

（五）真菌毒素检测

在粮食、中药等发酵原料的种植和储存过程中常受到多种真菌的污染而产生真菌毒素，如黄曲霉产生的黄曲霉毒素、镰刀菌产生的脱氧雪腐镰刀菌烯醇等。这些真菌毒素污染存在于整个加工生产过程中，如不及时排查易造成安全隐患。目前食品中的黄曲霉毒素 B_1 的检测通常采用薄层色谱法、酶标法和柱前衍生的高效液相色谱法。其中，薄层法和酶标法比较快速，但均属于半定量分析方法，而柱前衍生的高效液相色谱法衍生信号强弱会因手动操作和时间等条件的改变而改变，给定量带来诸多误差。

有研究利用柱后衍生系统和高效液相色谱相结合，对酱油、醋中的黄曲霉毒素 B_1 进行检测，通过对色谱条件和样品处理方法的摸索，得到灵敏度、回收率、精密度较理想的测试方法。此外，还有研究采用 Qu ECh ERS 前处理技术，建立了超高效液相色谱–串联质谱（UPLC–MS/MS）检测不同酿酒原料样品（大米、糯米、小麦、高粱和玉米）中16种真菌毒素含量的分析方法，可用于同时检测酿酒原料中16种真菌毒素，大大提高了生产过程中的毒素检测效率。

（俞辰倩 张 囡 温 剑 黄春凤 杨龙静）

第十章

发酵技术的现代应用

微生物学、发酵工程学、基因工程学等交叉学科的发展，为传统发酵引入了新的技术手段，应用范围不断扩大。现代中药发酵将发酵工程等现代工艺与传统中药发酵相结合，在中药材中加入一种或多种有益菌，利用微生物生长代谢过程中产生的酶与中药中复杂的有效成分发生反应，这样既能提高有效成分含量，又能利用酶的催化作用加速反应的完成，为社会提供更多优质的产品用于工农业生产。

一、中药发酵资源开发

随着现代发酵工业的迅猛发展，发酵的"潜在应用范围"逐渐被开发出来。中药发酵具有很好的可持续发展前景，可以为深入创新和扩展中药药用资源，并为食品业、工业、养殖业、种植业、日化行业、环保行业等领域提供资源开发与应用思路，为提高产业经济效益做出贡献。

（一）药用资源开发

现代中药发酵技术在传统发酵基础上，结合生物工程学、微生态学等现代生物技术，进一步实现中医药创新发展。现代微生物技术在医药领域具有重要应用价值，利用微生物生长代谢和生命活动炮制中药不仅可以大幅度改变其药性，还能降低毒副作用，提高有效成分提取率，并促进其吸收利用。微生物转化是利用微生物及细胞器、游离酶等对外源化合物进行改造与结构修饰，以获得衍生物的相关生理生化反应。其本质是利用产生的酶对外源化合物进行酶催化，可产生异构化、氧化、酯化、乙酰化等多种反应，能够显著提升传统中药的临床疗效、发现传统中药的临床新价值、提高中药材资源的利用率、批量创新中药，从而促进中药的产业化发展。

1.提高有效成分含量

目前，在利用微生物转化技术来提高中药已知活性成分含量方面已经积累了一定的经验。例如，采用微生物发酵法将HB-2菌株用于牛蒡子发酵，牛蒡子苷转化率可达95%以上，发酵后有效成分牛蒡子苷元含量明显提高，具有快速、高效、环保等特点。用黑曲霉固态发酵槐米，将其中的芦丁转化为槲皮素，芦丁转化率可达到98%以上，提高了槲皮素的含量。通过微生物转化技术，使中药红花中酚羟基的数目大幅度增加，提高了红花的抗氧化性和生物利用率。利用棘孢木霉发酵黄芪药渣，使黄芪甲苷在发酵液中的释放量增加了4倍，而且发酵产物对变形杆菌、沙门菌、枯草芽孢杆菌、金黄色葡萄球菌和大肠埃希菌等细菌表现出较强的抑制作用。利用米曲霉对瓜蒌、厚朴、甘草和丹参的水提取残渣分别进行固态发酵，发现发酵后甲醇提取物的抗氧化活性明显提高，并且对病原细菌具有广谱抗菌活性。利用灵芝菌对人参药渣进行固态发酵30天后发现，灵芝菌不仅可以利用人参药渣进行生长繁殖，同时还可以对其中残留的人参皂苷活性成分进行生物转化，最终使药渣中人参皂苷Rg_1、Rd、CK等具有重要药用价值的活性成分的含量显著升高。上述研究证明了微生物转化可以增加中药中生物活性成分含量。

2.降低中药毒性

通过微生物转化技术，以中药中含有的某一单一有毒物质为微生物作用的底物，通过酶的参与，进行生物转化，得到经过特定部位修饰的转化产物，这种产物较原来中药中的有毒物质的毒性低，从而起到降低中药毒性的作用，确保用药安全。

中药蟾酥的主要活性成分为华蟾毒精、蟾毒灵及脂蟾毒配基，由于它具有毒性，限制了其在临床上的应用。通过长春花细胞悬浮培养体系，对蟾酥中有效活性成分华蟾毒精进行生物转化，得到的8个转化产物是3-OH和16-OH糖苷化的产物；又利用链格孢菌对华蟾毒精进行了生物转化，这种生物转化的主要转化反应为12β-位羟基化反应、3-OH脱氢反应，以及16-位脱乙酰基反应。用刺囊毛霉对蟾毒灵的主要生物转化为7β-，12β-及16α-位羟基化。用细孢毛霉对脂蟾毒配基进行生物转化的主要转化反应是1β-，11β-，12β-及16α-位羟基化。蟾蜍甾烯的微生物转化产物大多表现出明显的细胞毒活性，但一般比底物作用弱。

此外，利用双向固体发酵技术，通过真菌生长代谢过程中酶系的作用，以中药基质中的成分为底物，经过多步代谢的联合反应，将中药基质中的有毒物质降解，合成具有相同药效而且低毒的新物质，对有毒中药起到减毒作用。利用槐耳、灵芝、猴头等20种真菌固体发酵马钱子，菌丝体生长良好的"药性菌质"中生物碱成分与马钱子生品（药性基质）相比，士的宁、马钱子碱等有毒物质的含量均明显下降，而士的宁氮氧化合物、马钱子碱氮氧化合物等有效成分有不同程度地增加。用真菌灵芝和槐耳发酵有毒中药雷公藤后，其有毒物质雷公藤甲素含量下降。

3. 改变有效成分的结构

通过微生物转化可以将中药活性成分通过结构修饰，使其改变结构，得到更为高效的成分，达到提高疗效的目的。

从长春花茎的韧皮部中分离出一种内生真菌，用该真菌发酵长春花产生抗癌药长春新碱。在露水草毛状根培养系中加入青蒿素，培养8天后，青蒿素转化为高效抗疟衍生物去氢青蒿素。有研究人员从18个菌种中筛选出1个能够催化转化青蒿素、双氢青蒿素和蒿甲醚的菌株，并对培养基进行了优化，使主产物的转化率达到56%以上。利用微生物对延胡索中镇痛成分延胡索乙素进行了转化，有2个菌株的转化物活性高于底物，经进一步分离，最终得到了2个转化产物，活性明显高于延胡索乙素。

4. 新药资源开发

用微生物转化的方法处理中药的化学成分，对充分发挥我国中草药的资源优势，开发具有自主知识产权的新药具有十分重要的意义。

有研究从云南野生中华隐孔菌子实体中开发获得具有平喘作用且毒副作用低的中药新药。槐耳为槐栓菌 *Trametes robiniophila* Murr 生长于老龄中国槐树干上的子实体，是中国历史上重要的药用真菌。固体发酵生产工艺研发以槐耳子实体为原料的槐耳菌质，进而开发制得真菌新药槐耳颗粒，其主要活性成分是多糖蛋白（PS-T），药理研究显示其具有显著抑瘤、延长荷瘤动物生命的作用，对巨噬细胞吞噬功能有非常显著的促进作用，能增强溶菌酶活性，对 α、γ 干扰素促 NK 活性有协同作用，可促进特异性抗体产生，促进小鼠脾细胞 DNA 合成，明显提高机体免疫功能。

（二）农业资源开发

中药发酵技术在农作物种植、动物养殖、生物资源利用等农业领域发挥着重要作用，促进了农业生产力的发展与绿色资源开发。近年来国内外对绿色循环农业发展予以高度重视，农业废弃物资源利用研究日益深入。农业废弃物给生态环境造成了严重影响，而发酵技术是农业废弃物资源再利用过程中的核心环节。微生物防治具有成本低、效果好、安全广谱、绿色环保等特点，成为代替传统化学防治的重要研究热点，目前已经筛选出许多具有抗病原活性的天然菌物代谢产物。除此之外，发酵技术还是一些农产品质量的重要保障。

1. 提高农作物质量

（1）杀虫抑菌

传统化学农药在长期使用过程中逐渐暴露出对机体和环境的负面影响。通过对植物源杀菌剂的研究发现，中药提取物经发酵后具有抑菌或杀虫活性，为农业防治病害提供了重要参考。其杀菌的作用机制主要有抑制真菌类病原菌的孢子萌发生长、破坏病原菌细胞膜、作用于病原菌的能量代谢途径等。

研究显示，黄连中提取出的生物碱类物质对病原菌有抑制作用。大黄和蓖麻的乙醇提取液对供试人参病原菌的抑制作用高达100%。丁香和甘草协同抑菌作用大于单一提取液，最佳配比为体积比5∶3，在较低质量浓度下即可达到较好的抑菌效果。皂角发酵物对竹荪病害田间防治效果达77.86%，使生长面积增加61.22%。甘草、肉桂80%乙醇提取物的抑菌效果明显，肉桂水提液抑菌效果较强，对人参锈腐病菌、人参黑斑病菌抑菌效果达到100%。槐耳发酵液乙酸乙酯提取物浓度为20mg/ml时，对人参菌核病抑制率为100%。

（2）用于食用菌培养基

中药药渣中富含多糖、纤维素、蛋白质、无机盐等多种营养成分，可以用作食用菌的栽培料，为食用菌的生长提供能量。以中药药渣作为食用菌栽培料，具有极高的生物转化率，中药药渣对食用菌具有明显的增产效果。采用中药药渣作为基质栽培的食用菌主要有灵芝菌、平菇、草菇、杏鲍菇、姬菇等。

研究表明，以中药药渣为原料栽培的食用菌，比用传统原料栽培的食用菌品质更好。采用60%中药药渣、34%玉米芯、6%麸皮的配方培养基培养平菇栽培种，发菌速度、菌丝长势等均好于94%棉籽壳、6%麸皮的常用配方。以中药药渣栽培的12种常见食用菌，子实体发生数量、质量均有不同程度增加，且功能成分亦出现有利变化。筛选出了适合以黄精浸渣为主料（60%以上）栽培的食用菌品种：榆黄蘑T2和猴头一号。这些研究表明中药药渣用于食用菌栽培能降低食用菌培养成本，增强食用菌品质。

（3）制备有机肥

由于氮、磷、钾等传统无机肥长期大量使用会造成土壤的理化性质恶化、有机质下降、保水保肥能力降低，难以保障农作物或者药材的高质量种植。而中药含有丰富的粗纤维、粗脂肪、粗多糖、氨基酸等有机成分，以及大量的氮、磷、钾等无机矿物质及药物活性成分，正在成为农作物有机肥的理想来源。有研究运用妇科千金片生产过程中产生的药渣发酵制备有机肥用于中药半夏种植。结果表明，妇科千金片药渣发酵制备的有机肥能有效促进半夏出芽，显著增加半夏株高、茎粗、株芽数、叶片数、叶长、叶宽，提高半夏茎质量、株芽质量、叶片质量及地上部总质量，对半夏地下球茎质量、根质量、地下部总质量及单株质量的增加效果显著。另有研究显示，在土壤中加入不同浓度的微生物发酵后的中药药渣（1%、5%、10%）能显著提高小麦幼苗的出苗率、株高、干湿重，以及三种抗氧化酶［CAT、过氧化物酶（peroxidase, POD）、SOD］的含量，随着药渣浓度的提高，抗氧化活性提高，可以看出发酵中药药渣对小麦幼苗的生长具有明显的促进作用。以板蓝根、连翘、芦根等抗病毒药渣为主料发酵的肥料可促进叶片的生长，提高生菜的产量及品质。

研究发现，中药药渣堆肥能促进当归生长后期根系的伸长及增粗，降低抽薹率，增加产量，提高阿魏酸和藁本内酯含量。在药渣中加入一定比例的珍珠岩、蛭石等辅料，配制成蔬菜育苗基质，可改善土壤结构，促进蔬菜生长，提高蔬菜产量。有机肥与普通化肥相比，具有协助释放土壤中潜在养分的功效，促进作物根际有益微生物的增殖，同时具有生物利用率高、作用周期长、成本低、对土壤及环境不会造成危害等优点。因此中药药渣制备有机肥具有广阔的应用前景。

2. 保障养殖动物健康

在畜禽养殖过程中，长期滥用抗生素会导致大量细菌产生耐药性，影响食品安全，威胁食用者的身体健康。我国自2020年全面禁止在饲料中添加抗生素以来，抗生素替代品的开发逐渐成为研究热点。中草药资源丰富，能够应用于畜禽的有300余种，在改善动物肠道菌群的平衡、促进动物生长发育、提高动物生产性能、减少肠道内有害物质、增强抗氧化能力、改善免疫功能和调节生理代谢等方面均有独特的优势，其以新型饲料、饲料添加剂、兽药等形式展示出独特的应用价值，在水产养殖、畜禽养殖中得到广泛应用。

中草药中含有糖类、蛋白质、脂类、维生素、微量元素、皂苷等物质，能增强新陈代谢，促进蛋白质和酶的合成，增强动物的免疫力，提高动物繁殖力和生产性能。研究发现人参药渣添加到动物饲料中喂饲动物，可增强动物抵抗力和改善肉质，且长期喂饲无明显毒性。利用微生物快速发酵以茯苓、决明子、枸杞子等中药药渣制备的无抗饲料添加剂可以用于生猪喂养。研究表明，含山楂、薏苡仁、淡竹叶等的复方制剂可以促进育肥猪生长性能，增强抗应激能力，并降低腹泻率。采用复方中药作为猪饲料添加剂，可以提高猪日增重及料肉比。以党参、当归等中药作为饲料添加剂，饲喂育肥猪后提高了胴体瘦肉率。以红芪药渣为原料，利用白腐菌/产朊假丝酵母混合菌种对其进行固态发酵生产蛋白饲料，发酵产物中粗纤维含量降低，真蛋白含量提高了101.16%。利用产朊假丝酵母发酵中草药作为饲料可使鲤鱼增重率提高22.55%，饲料系数下降22.48%。

（三）食品资源开发

发酵中药在食品领域的现代应用主要体现在保健酒、保健醋、保健饮料、保健酸奶、面包、泡菜等食物的开发，其中以保健酒与保健醋为主要类目。许多药食同源的中药材被广泛开发成多种发酵食品，如人参发酵食品有人参发酵酒、人参酸奶、人参醋、人参发酵饮料；山药发酵制品有山药发酵饮料、山药酸奶、山药酒类以及山药醋类；牛蒡子被开发成了牛蒡酸奶、牛蒡醋饮料及牛蒡啤酒；桑椹、枸杞子等药材也在保健酒、保健醋、保健饮品等方面有广泛应用。这些食品在制作过程中加入了中药材，有滋补养生、强身健体的作用，满足了现代人们对日常保健的需求。

1. 中药发酵酒

在保健酒方面，目前研究主要集中在补益类和健脾类功效的开发。补益类保健酒主要通过添加滋阴补肾的药材参与发酵，提高人体免疫力。国内许多学者已经开展了中药参与发酵酒生产的研究，如椰子枸杞发酵型保健酒、新型肉苁蓉发酵酒、新型黄精保健酒、桑椹枸杞发酵酒、桑椹保鲜啤酒、枸杞银杏保健酒、枸杞荞麦保健酒等。这些补益药材与粮食一起发酵后不仅增加了中药材的特殊香气，还兼具调节机体免疫力、补气强精、滋补肝肾、抗衰老等保健功能。

健脾类保健酒主要通过添加黄芪、山药、党参、白术、陈皮、枳实、山楂等益气健脾的药材参与发酵，增强行气和胃、健脾消食的作用。例如，以大麦芽、燕麦、酒花、健脾中药（党参、白术、陈皮、枳实、山楂）为原料，发酵生产健脾保健啤酒，具有补脾益胃、理气运滞的作用。以中药复方小建中汤中的药材为原料，接种酵母进行发酵酿制保健酒。

除此之外，有研究对其他功效的发酵保健酒进行了研制，如以《金匮要略》中治疗失眠症的代表方剂酸枣仁汤，开发了酸枣仁安神保健酒。丹参发酵酒含有较高含量的黄酮与酚酸等活性物质，具有较强的清除 DPPH 自由基、ABTS 自由基能力以及总还原能力。

2. 中药发酵醋

随着人民生活水平日益提高，对于食品的营养成分与功能也有了新的追求，因此药食同源保健醋便顺应潮流诞生。目前市面上常见的保健醋品牌有东湖牌保健醋以及水塔牌保健醋，在米醋原料基础上，再添加甘草、蜂蜜、红枣、山楂、苦荞、菊花、决明子等药食同源辅料制得，具有美容养颜、调节血脂、促进消化的保健功能，可加水饮用或直接饮用，也可用于食物烹调。

有研究以太子参为原料，通过乙醇发酵、醋酸发酵生产太子参保健醋饮料。此外，桑椹果醋的制备工艺也在不断完善，用含有一定乙醇的新鲜桑椹汁为原料，采用一步发酵法酿造出桑椹果醋。将桑椹汁和糖化好的糯米共同进行乙醇发酵和醋酸发酵制得桑椹米醋。将桑椹次等果酒进行成分调整后加入醋酸杆菌进行发酵酿造桑椹果醋。以铁皮石斛为原料发酵酿造的保健醋具有较好的抗氧化、降血糖作用，对大肠埃希菌和金黄色葡萄球菌均具有较好的抑制作用。天麻参与发酵的保健醋在自由基清除、超氧阴离子清除、脂肪酶抑制、α–葡萄糖苷酶抑制、抗血栓等方面都具有较好的作用。

3. 中药发酵饮品

除了保健酒、保健醋以外，其他饮品行业也在利用中药参与发酵，提升产品的营养价值。例如，以红景天作为主要原料，使用市售的酸奶发酵粉进行红景天保健酸奶的发酵；采用微胶囊化细胞技术研制灵芝、金针菇发酵饮料；通过发酵保留甘草中甘草酸、黄酮类等对人体有益的活性成分开发甘草发酵型饮料；以荷叶、山楂、绞股蓝、决明子、葛根等中药材为液体培养基，接种纳豆芽孢杆菌进行发酵，研制能够有效降低血脂、减轻体重的减肥饮品，可以达到较高的脂肪酶和超氧化物歧化酶活性。

4. 中药发酵食品

发酵食物可以改变原料的营养成分，促进生物活性化合物的生物合成，还可以优化人体肠道微生物菌群，提高免疫力。中药在发酵食物中的运用不仅可以提升食物的营养价值，还可以起到提高抗氧化活性、增强食品安全性等作用。

有研究使用山药、枸杞子、红景天等中药材促进乳酸菌发酵仙草来优化酸奶仙草冻的品质，提高其抗氧化活性。有研究发现添加黄芩溶液会降低发酵白菜中亚硝酸盐含量。在当归、党参、黄芪复合中药水煎液中，采用人工接种结合自然发酵方法腌制泡菜，可有效降低亚硝酸盐含量。制作陈皮保健泡菜不仅可显著抑制亚硝酸盐产生，还可提高泡菜清除DPPH自由基和羟自由基的抗氧化活性。

5. 中药发酵保健品

现代研究发现，酵素含有淀粉酶、蛋白酶、脂肪酶、超氧化物歧化酶等功效酶，以及多酚类、有机酸类物质，具有抗衰老、润肠、消炎抗菌、护肝解酒、提高免疫力等功效。有学者尝试开发中药酵素保健食品，如蒲公英大枣酵素、人参术苓酵素、荷叶方中药酵素等。以改善痰湿体质的药膳方荷叶方为原料制备的荷叶方中药酵素，具有较好的体外降血脂活性。人参术苓酵素以人参、白术、茯苓、甘草、橘皮、山药、莲子、山楂、麦芽、泽泻为主要原材料，辅以果蔬混合发酵制成，能有效地恢复胃正常的机械运动，显著增强胃排空及小肠的推进功能。

（四）工业能源开发

随着中医药产业的迅速发展，在带来巨大经济效益的同时，如何科学合理地利用中药药渣成为中药制造业面临的难题。采用科学技术转化未被利用的成分，将其变废为宝，开发成更高附加值的产品将成为药渣处理的理想选择。中药药渣除了用于制作肥料、饲料、食用菌培养基质等常规处理方式，还可通过生物、物理、化学等转化手段深度发掘其潜在功能，研究者们已在工业资源、环境保护等方面进行了有益的探索。

中药药渣富含淀粉、半纤维素和纤维素等碳水化合物，可以通过多种预处理方法得到发酵糖，进而用作制备沼气、生物乙醇和生物油等生物能源的原料。中药药渣可通过发酵生产燃料乙醇，使乙醇产量较大幅度提高。利用树干毕赤酵母与酿酒酵母得到的融合菌株，并通过两步同步糖化共发酵的工艺路线转化黄芪药渣来生产生物乙醇，产量（体积分数）最高可达20.4g/L，较酿酒酵母的乙醇产量（12.6 g/L）大幅度提升。中药药渣也可以作为厌氧发酵产沼气的优良原料。混合中药药渣经过预处理后采用湿式发酵工艺具有较好的产气潜力。对山楂、槟榔和枳实等混合药渣进行厌氧发酵，发现通过沼液堆沤预处理可在较短的时间内高效发酵产沼气。以天冬、防己和生地的混合药渣为原料，利用中药药渣富集驯化的厌氧沼气发酵菌进行预处理，可以大幅提高混合中药药渣的沼气产率。以人参、赤芍和桂皮等混合中药药渣为发酵原料进行厌氧发酵，沼气日产量可达8.38L。以混合药渣（主要成分为山楂、槟榔、枳实、枇杷叶、黄芪、党参、麦冬、何首乌等）为原料进行厌氧发酵，产气量可达11.940L，原料产气率为54.4L/kg。上述研究一定程度上揭示了微生物利用中药药渣制备生物燃料的潜在前景，为中药发酵制备清洁工业能源提供了实践依据，具有良好的经济效益和巨大的社会效益。

（五）环保资源开发

废水中的重金属主要通过离子交换法、生物膜过滤法、化学沉淀法、活性炭吸附法等技术进行去除，但是存在成本高、化学试剂消耗大等缺点，寻找绿色、低成本的重金属吸附剂对于废水污染治理具有重要意义。通过黄孢原毛平革菌对中药药渣进行改性处理，使改性中药药渣的比表面积增大，在酸性废水中加入改性中药药渣，45℃下吸附20h后对Cr^{6+}的去除率达到99.5%，吸附量可达9.82mg/g。将醇提过的威灵仙、败酱草、麻黄的残渣与锰渣混合后共同加入含有多菌复合饲料的发酵剂中进行发酵后，产生的大量生物催化酶和有机酸，可将锰渣中的高价锰还原成二价锰离子，再经适当淋洗后，得到可回收的二价锰离子，达到处理中草药残渣和电解重金属锰废渣的双重目的。

微生物絮凝剂是对微生物的发酵产物进行加工得到的具有安全、高效特性的新型水处理剂。利用假单胞菌和四孢脉孢菌对板蓝根药渣和栀子药渣进行发酵制备生物絮凝剂，能够对高岭土混悬溶液起到有效的絮凝作用。

此外，还有研究对微生物发酵中药渣治理土壤污染进行了探索。中药药渣可通过高温裂解制备生物炭，此类生物炭既可以有效修复土壤重金属污染，同时又可改善土壤结构，提高土壤肥力，从而提高农作物产量。由此可见，在微生物的有效转化和协助下，中药渣可以被资源化利用来处理废水和土壤污染，达到"以废治废"的效果，可以为中药渣的安全有效处理和资源化利用提供一种可靠的途径。

（六）日化资源开发

随着美容护肤行业的快速发展，人们对绿色、安全、健康的化妆品的需求日渐增长，开发功效明显、安全高效的护肤品具有广阔的市场前景。利用发酵技术富集原料中的美白、保湿、抗氧化、抗衰老等活性功效成分，同时降低原料的毒副作用，改善化妆品的功效和安全性，已经成为美容护肤领域新的研发方向。

1. 发酵中药美白产品

中药来源的天然美白剂可结合多成分、多靶点与多功效的优势，通过促进血液循环改善肤色、减少黑色素含量进而起到增白作用，通过抗氧化作用保护肤色及抑制黑色素的增殖等途径达到美白的效果。

选择红景天、五倍子、绿茶叶和丁香4种美白能力较强的中药，制备复方中药发酵液，多酚、多糖、黄酮、蛋白质含量明显升高，氨基酸含量增加显著，其中谷氨酸含量最高，5%（W/V）复方中药发酵液的酪氨酸酶活性抑制率为82.41%。以红景天、覆盆子、绿茶叶、丁香为原料制成的复方中药发酵液中多酚、多糖、黄酮和蛋白质含量分别为147.80、4.36、1.17、2.22g/kg，具有较高的总还原力、羟自由基清除能力和DPPH自由基清除能力。使用葡萄酒酵母与灵芝共同发酵，得到的灵芝发酵液相比灵芝水提液，多糖和多肽含量均有提高，其中多糖含量提高尤为显著。灵芝发酵液原液对酪氨酸酶活性抑制率达到73.22%。

2.发酵中药抗衰产品

采用德氏乳杆菌对枸杞子进行发酵，得到的枸杞子发酵液为一种黏稠的弱酸性液体，主要成分是多糖，具有较强的清除DPPH自由基和羟自由基的能力，当添加枸杞子发酵液的体积分数在0.0001%~0.1%内即可促进成纤维细胞增殖。发酵红参富含人参三醇型皂苷，对紫外线影响的角质细胞凋亡有抑制作用，促进DNA光损伤修复和纤维细胞合成富黏蛋白植物血凝素（phytohemagglutinin, PHA），通过MMP-1、MMP-2和MMP-9的抑制，引起Ⅰ型前胶原水平升高，最终达到抗皱的目的。

3.发酵中药保湿产品

纳豆芽孢杆菌与灵芝进行双向发酵，得到的灵芝提取发酵液8h的保湿率为11.51%，保湿能力强于阳性对照组SK-Ⅱ神仙水和10%甘油。采用Kefir粒（数十种乳酸菌及酵母菌所形成的复合菌种）对灵芝提取液进行发酵，所得发酵液的保湿效果同样优于10%甘油和SK-Ⅱ神仙水。这些发酵液可作为很好的保湿原料进行添加或是直接作为具有优质保湿功效的化妆品使用。

除此之外，还有研究通过枯草芽孢杆菌和地衣芽孢杆菌对富含植物皂素的无患子、艾草、茶籽粕等的混合提取液进行发酵制作中药酵素洗发水，利用发酵液中的蛋白酶、果胶酶、脂肪酶提高透光率和洗涤效果，为化学合成洗发水造成的环境污染问题提供了解决思路，为中药资源的综合开发利用提供了有益尝试。

二、食品发酵工程

发酵工程又称微生物工程，是以传统发酵为基础，结合基因重组、细胞融合和分子生物学等技术的现代发酵技术。发酵工程已经有上千年的发展历史，从传统利用自然界的微生物群进行食品发酵，到现代利用先进的生产工艺对微生物群进行培养与筛选以后再进行发酵，都标志着微生物发酵技术的不断演进和发展。

我国的传统发酵食品由来已久，古代人们就已经认识到了发酵现象。以微生物工程（发酵工程）生产人们需要的保健食品成为了我国行业关注焦点。发酵工程通过改变食品的pH值、渗透压和水活性实现混合发酵，实现食品加工的科学化和高效化，还可以保证食品卫生，转变了传统的将微生物发酵与霉变画等号的观念，更加满足当前人们对于食品的卫生和安全要求。

（一）食品发酵工程概述

1. 食品发酵工程原理

食品发酵工程通常包括菌种选育、发酵、提纯3个环节。在选育菌种环节，菌种一般来源于应用价值高的工业微生物，工业微生物具有个体微小、种类繁多、繁殖速度快、分布区域广泛、代谢速度快、容易突变改造等特点。发酵技术对菌种的要求较高，主要体现在菌种遗传性状稳定、不易突变退化，该菌种不能是病原菌，且在整个发酵流程中不能产生有毒害物质，具备抗噬菌体和杂菌的能力，并且发酵周期短等。常见的发酵菌种有酿酒酵母菌、乳酸菌、枯草芽孢杆菌等。在选育菌种环节中要重点注意原料的预处理。

在发酵环节中，可根据实际情况采取间歇发酵、连续发酵、流加发酵3种方式。间歇发酵操作中，气体是唯一的与外界交换的物料。连续发酵则是以相同的速度流入和流出培养系统的新鲜培养基、废旧培养液，以保持微生物细胞在恒定状态下生长。流加发酵则介于上述两种发酵操作之间。在发酵环节中要重点注意微生物菌种制备和扩大培养。

在提纯环节中，可以采用细胞破碎技术、浓缩分离技术、固液分离技术等物理、化学手段，将代谢产物分离提取出来，获得最终产品。在提纯环节中要重点注意分离剔除杂菌物质。

2. 发酵工程特点

现代发酵过程具有以下特点：

（1）在发酵时可以多个反应共同进行，在同一设备中可以互不干扰地进行各种发酵产品的生产。

（2）发酵过程所需要的条件不高，不需要高压、高温等条件就能进行反应，微生物可在常温常压下进行生化反应，所以在实际生产的过程中能耗也相对较小。

（3）对设备精度方面的要求不高，在生产过程中所需的原材料价格较为低廉而且普遍存在，比如麦芽、糖类等农副产品，合理地利用这些农副产品，可以获得较好的效果。

（4）发酵过程主要是以生物体的自我调节完成，可以合理地选择各种反应，精准地对相关的官能团进行反应，最后在发酵的过程中出现的废物较少，得到的代谢产物单一、产生的废料少，污染程度较低。

3. 食品发酵工程的作用

微生物工程在食品生产行业具有重要的应用价值，并表现出突出优势。微生物发酵技术用于食品加工可以在一定程度上调节其内部结构以及成分，顺利完成食品加工的同时，也让食品质量得以优化。

（1）延长食品保质期

借助微生物发酵产生的物质，可以在一定程度上延长生产后原始食品的保质期。一般情况下，原始食品的保质期往往较短，容易发生腐败的情况，而食品保存阶段出现的变质问题是影响食品质量和食品生产成本的重要因素之一，针对这一问题，微生物工程可以利用自身的特性确保食品在长时间保存的条件下，保持品质稳定。

（2）改善食品口感

利用微生物工程，单一的食物可以具备更加多样化的口感。例如，大多数调味品的生产过程中都应用了微生物发酵技术，其在日常烹饪中发挥的价值是毋庸置疑的。常见的豆制品发酵、酒类酿造以及酱油等调味品都在微生物发酵技术的支持下得到了口味与储存时间的改良，能够更好地满足饮食的需要。

（3）提高食品营养价值

微生物工程通过各类酶、菌实现对食品的改造，在此过程中，将产生对人体健康有益的菌群，因此在促进营养吸收等方面发挥着积极作用。

1）部分微生物可合成维生素B，而后者为人体所需的微量元素，食物经过发酵后维生素B含量会明显增加，比如常见的酸奶、牛奶等。

2）发酵技术可使微生物分泌植酸酶，可将豆类食品中的植酸以及其他矿物质转化成生物活性形式，提高铬、锌、铁、钙等元素的保留率和利用率。

3）利用微生物发酵技术可增加食物中蛋白质的吸收率，提高食物的营养价值。

4）发酵技术能使微生物中的活性因子最大限度地分解出来，使食物吸收率进一步提高。

5）普通食品在经过微生物发酵后有益菌的含量会明显增加，而后者可抑制人体有害菌的生成，改善肠道功能。

6）部分微生物发酵食品还具有抗癌、抗衰老、降血压等作用，如酸奶、醋等。

（二）现代食品发酵过程

传统发酵对于当地的特种微生物群落和发酵所需的自然环境高度依赖，发酵产品品质受气候影响大，品质不均，甚至某些产品还会具有一定的安全隐患。现代生物与信息技术的发展，使得传统食品发酵流程得到优化重构，包括原始菌群的分离鉴定、人工合成菌群、微生物代谢特性及功能解析、发酵过程预测、发酵装备智能化等。

1. 原始菌群的分离鉴定

鉴定微生物是食品发酵过程的支柱，人工合成菌群要以天然原始菌群为基础。传统的微生物富集培养分离方法周期较长且操作复杂，难以得到纯种菌种。随着科技的发展，流式细胞、免疫磁性颗粒分离、毛细管电泳、场流分离、高效液相色谱等技术被应用在发酵食品的微生物分离中，提高了微生物的分离效率及效果。菌种被分离出之后，可采用宏基因组测序、扩增子测序、荧光定量PCR、限制性片段/末端限制性片段/扩增片段长度多态性分析等现代方法分析发酵食品微生物的多样性，确定原始菌群的种类、数量，检测微生物随发酵进程的丰度变化情况。

2. 人工合成菌群

现代食品发酵所使用的菌群应具有性能好、可培养、重复性高等特点，因此需要构建人工合成菌群来代替天然菌群。人工合成菌群可以通过对发酵食品中已鉴定的原始菌群进行改造、替换、组合或者删减，也可以通过合成生物学手段引入新的菌种。

3. 微生物代谢特性及功能解析

与传统研究中简单地研究微生物受温度、pH值、溶氧等发酵条件的影响相比，现代发酵工程引入了生物系统工程的全局理念，不仅解析微生物之间、微生物与环境的相互作用，还需确定不同微生物对发酵产品品质的影响。多组学技术的兴起有助于微生物代谢途径及产物生成规律的探索。一旦通过代谢组学方法确定了相关及中间代谢物，就可以推测参与发酵产品的质量和风味形成的微生物种类，以实现发酵过程的定向调控，减少有害物质和杂菌的产生，提升产品风味，提高产品营养品质。

4. 发酵过程预测

通过对不同条件下的发酵阶段进行多组学测定，可以获得许多特设数据库，结合高级的数理统计分析、数据挖掘和机器学习等手段，可对微生物群落的时空行为进行描述，并对发酵食品品质进行预测。发酵过程的预测，不仅能够省略试错摸索阶段、直接提高发酵工艺效率，还能保证发酵食品的安全性和质量。

5. 发酵装备智能化

近年来，数字化设计和优化技术已广泛应用于复杂食品体系以及多环交互的食品加工过程。在智能化食品发酵装备的设计和开发中，图像采集、传感器网络、智能机器人、智能化系统设计以及智能设备的利用，使得在线监测和调控成为可能，不仅能够精准控制发酵条件，保证发酵程度，还提高了食品原料的自动化加工水平，极大地降低了加工能耗及成本。

（三）食品发酵工程应用

我国传统发酵食品历史悠久，发酵技术古老而又现代化。目前，我国主要运用微生物发酵技术开发豆类、谷类等传统发酵食品以及食品添加剂、保健食品等现代产品。

1. 传统发酵食品

传统发酵食品通常指传统食品在经过长期历史沉淀与发展后仍然一直应用发酵技术生产的食品，如酱油、醋、茶、酒类等。在这些传统食品的整个生产过程中，发酵技术可以说是其中最为重要的一部分，同时发酵技术的好坏将直接影响产品最终的品质。

（1）发酵面制品

在食品生产中经常使用酵母菌等微生物对面制品进行发酵，促使面团产生蓬松气孔，改善面团口感和味道，进而对面制品进行加工。微生物发酵技术在面制品发酵中应用时间较长，并且在全球范围内广泛应用，日常生活中的面包、馒头、比萨等面食都需要应用发酵技术对其进行处理，以达到更好的口感和风味。

在利用微生物对面制品发酵的过程中，主要需要考虑的控制因素是发酵温度、时间、湿度等，这些指标参数与面制品的品种以及后续的加工工艺有关，一般发酵时间控制在1～6h，发酵温度控制在26～28℃，发酵温度不可过高。这是因为高温条件下，微生物的发酵速度快，不利于面团的充分膨胀以及面团持气，一般发酵温度控制在30℃以下，湿度控制在85%左右，主要以面团充分发酵作为标准。

（2）发酵豆制品

大豆是食品生产加工中最常使用微生物发酵技术的食物之一，通过微生物发酵技术可以将普通大豆原料制作成豆腐、豆干等产品。豆制品的发酵过程主要是利用蛋白酶对蛋白质水解的过程，通过微生物发酵技术降低大豆的硬度，促使其蛋白质结构发生改变。发酵后的豆制品在风味上得到了改善，同时营养成分也随之优化，能够更好地补充人体中所需的蛋白质，减少人体的油脂摄取，同时豆制品发酵后产生的核黄素类物质能够改善人体的记忆力。

（3）发酵乳制品

微生物工程在乳制品中的应用，可以提高其在调节人体肠道功能方面的作用，延长保质期，并使其口感更加丰富。参与乳制品发酵的微生物除了乳酸菌之外，还有霉菌、酵母菌等，比如沙门柏干酪与蓝色干酪等酸奶油就有沙门柏干酪青霉、娄地青霉等参与发酵。

发酵乳制品以酸奶、奶酪、黄油等比较常见。酸奶中益生菌含量较高，对于促进肠道循环，提高对乳制品中营养物质的吸收具有积极作用。发酵黄油风味上有明显改善，口感相较于未发酵黄油具有更柔软细腻的质地。此外，发酵也极大延长了乳制品保存时间，能够避免因储存时间增加而导致乳制品变质的问题，具有良好的应用价值。

（4）发酵调味品

发酵调味品是微生物发酵技术在食品领域中最广泛的应用之一。对大豆、米、高粱等原料进行发酵可以得到酱油、醋、黄豆酱等调味品。发酵调味品在保留良好调味功能的同时，可减少对人体健康的影响。利用发酵技术生产风味调味品可以最大限度保留食物原有的生物类黄酮、膳食纤维、多糖等有益活性成分，同时还可分解低聚糖，减少豆腥味和胀气因子。比如豆瓣酱、美容醋、保健酱油、腐乳、纳豆、黄酱、豆豉等，既开胃、易于消化，又具有抗衰老、增强记忆、抗血栓等功效。

（5）发酵茶制品

发酵茶制品同样在食品领域中占据着重要的地位。发酵茶是在制作茶叶的过程中添加微生物发酵工序制成的，分为轻发酵（未经历发酵过程）、半发酵（发酵程度在21.00%～70.00%）、全发酵（发酵程度100.00%）以及后发酵（在制茶工序末端添加发酵工序）4种类型。利用微生物发酵技术制茶能够分解、减少茶内的茶多酚物质，增加茶多酚氧化物，因此不仅可以减少茶多酚对胃部的刺激，还可以养胃，比如乌龙茶、红茶等。此外，茶叶含有的维生素、咖啡碱等物质能够促进脂肪的氧化，有减肥的作用。

（6）酒类

我国的酿酒工艺流传已久，现代酿酒业已发展为我国经济重要支柱产业，利用微生物发酵技术能够丰富酿酒品种，提升口感。如药酒、奶酒、黄酒、白酒、露酒、果酒、啤酒等，不仅香味十足，口感佳，而且还具有杀菌开胃、镇静安神、消炎散瘀、活血、延年益寿等多种独特的功效。我国酵母菌发酵酿酒方面的工艺相对成熟，淀粉在酶的作用下转化为葡萄糖，再经由特定的发酵流程，形成乙醇等醇类物质，同时产生一定的能量与二氧化碳。

（7）肉制品

采用发酵技术制作肉类食品时可改善食物口感，提升营养价值，如腊肉、生火腿、发酵香肠等均为肉制品经过发酵制成，不会破坏食物的营养成分，而且风味独特，更易携带和保存。微生物发酵技术可分解肉类食品中的蛋白质，将其转化为氨基酸，增加氨基酸含量，从而更利于人体对蛋白质的吸收和消化；此外还可以减少食物中亚硝酸盐残余，起到防癌的作用。

（8）传统发酵食品改造

通过现代发酵工程对传统食品加工技术进行改良，可以提高原料利用率，缩短发酵周期，提升食品加工的质量。在这些传统食品加工技术中改进最为明显的食品是味精，以前采用的是酸水解法，改良之后采用的是双酶法糖化发酵技术，不仅大幅提高了生产效率，还可有效控制食品原料的利用率。除此之外，在酿造酱油、食醋以及乙醇类产品的加工生产中，现代发酵工程也发挥了积极的改进作用。利用曲霉发酵工艺来实现酱油酿造的改良，原料中蛋白质利用率高达85%。利用固定醋酸菌的方法进行食醋酿造，不仅显著提升醋化效率，还能缩短发酵的周期，提高食醋的生产效率。除了酱油和食醋，像腐乳、黄豆酱这一类的发酵食品，都可以通过培育相应的菌种发酵制得，不仅能缩短发酵时间，还可以改良发酵食品的风味和品质。对于乙醇类产品，以啤酒的生产为例，可以用固定微生物细胞的方法来代替传统的啤酒发酵工艺，通过吸附包埋法来固定处理微生物，能极大地提升啤酒发酵效率，降低设备能耗，从而提高啤酒的生产效益和经济价值。

2. 食品添加剂

现阶段，食品添加剂在人们生活中被广泛使用，发酵技术已成为食品添加剂生产的首要方法。常见的食品添加剂按其功能用途可分为着色剂、甜味剂、营养强化剂、防腐剂、酸味剂、增稠剂、食品用香精、保鲜剂、疏松剂、酶制剂、稳定剂、乳化剂、改良剂等。

（1）着色剂

在食品行业，着色剂又经常被叫作食用色素，常被用来给食物染色，改善食品的色泽，使得食物的外表颜色更加符合人们的需求。常用的天然着色剂有辣椒红素、番茄红素、栀子色素、姜黄素等，合成着色剂有柠檬黄、胭脂红等，微生物发酵的着色剂主要有类胡萝卜素、红曲红色素、维生素B等。

类胡萝卜素中β–胡萝卜素的应用较常见，应用微生物发酵法生产胡萝卜素，从品质、技术、资源、成本等因素考虑均优于化学合成法。利用高静水压处理过的红酵母，通过响应面分析法优化发酵培养基，可使β-胡萝卜素的产量达13.43mg/L。以大米为原料利用红曲霉发酵产生红曲红色素，其主要是采用通气曲池进行固体培养。此外，红曲对肉毒梭状芽孢杆菌、枯草芽孢杆菌、金黄色葡萄球菌、大肠埃希菌和灰色链霉菌有一定的抑制作用，可用于食品的防腐。

（2）甜味剂

甜味剂是能够赋予食品甜味的食品添加剂。新糖源是利用发酵工程技术开发出来的一类新型甜味剂，区别于传统型甜味剂之处是它具有很强的功能性，热量低，对人体无毒无害。常见的新糖源有木糖醇、赤藓糖醇、甜菊糖等。利用酵母发酵法，将假丝酵母以木糖为原料进行发酵可以生产出木糖醇。淀粉经酶解成葡萄糖后，经过嗜高渗酵母发酵之后进行浓缩、结晶、分离、抽离以及干燥可以制得赤藓糖醇。通过酵母发酵来生产存在于甜叶菊叶片中的Reb M和Reb D分子，借助微生物发酵技术可实现商业化大规模生产。

（3）营养强化剂

营养强化剂是指为了增加营养价值而向食品中加入的天然或者人工合成的属于天然营养素范围的食品添加剂。食品营养强化剂是一类重要的食品添加剂，用于补充人体部分营养素，主要包括维生素、矿物质、氨基酸3类。

维生素属于一种微量物质，是人体所必需的营养成分，可以利用发酵工程技术来获取。通过阿氏假囊酵母类微生物的发酵可以获得维生素B_2；通过培育黄杆菌或丙酸杆菌，经过分离提纯可以获得维生素B_{12}；通过弱氧化醋酸杆菌、氧化葡萄糖酸杆菌的发酵可以获取维生素C；利用具有高生产能力的枯草杆菌、芽孢杆菌发酵生产维生素K_2，经提取纯化和浓缩后，可获得不含已知过敏原的优质活性成分。L-肉碱又称为维生素BT，化学名称为L-3-羟基-4-三甲胺丁酸，普遍存在于机体组织内，主要功能是作为载体促进脂肪酸β-氧化，促进脂肪代谢转化为能量。发酵法和酶法已经取代了传统的化学生产法，L-肉碱可以通过毛霉、根霉、青霉等10个属百种微生物发酵获得。

氨基酸作为人体蛋白质的组成成分，目前均已实现微生物发酵生产。

L-异亮氨酸通过黄色小球菌或枯草杆菌发酵获得，其他人体必需氨基酸（赖氨酸、苏氨酸、色氨酸、亮氨酸、精氨酸、半胱氨酸、脯氨酸等）也可采用微生物发酵法获得。谷氨酸单钠是调味品中应用较为广泛的成分，可通过黄色短杆菌发酵获得。此外，还可以通过工程菌培育的方法进行特定氨基酸的合成，相比于传统的化学合成，微生物发酵能进一步提高产量，降低经济成本。此外，微生物发酵可结合遗传工程技术将合成赖氨酸的基因克隆入微生物细胞质粒中，借助微生物增殖来生产赖氨酸等氨基酸，具有产量较高、生产周期短、成本低等优点。

（4）防腐剂

防腐剂属于一种常见的食品添加剂，主要通过对微生物的正常的酶系运动产生破坏作用，抑制酶活性，从而达到防腐的目的。随着技术的不断进步，在传统化学合成防腐剂的基础上，利用微生物发酵又发现了细菌素、乳酸菌素等抑菌物质。细菌素是一种由细菌产生的抑菌物质，多为多肽类复合物，能抑制霉菌的产生。乳酸菌素是由乳酸菌发酵而成的，能抑制肠道致病菌，促进正常菌群的生长。

（5）酸味剂

制备酸味物质在食品加工中的应用较广泛，除作为食品中的酸味调节剂、矫正剂，还常用于化妆品、药物制造、香精香料的制作过程中。目前常见的酸味剂有柠檬酸、苹果酸、琥珀酸、醋酸、乳酸、酒石酸等，传统的酸味剂获取方式主要是通过化学方法，目前采用微生物发酵技术能有效提高酸味剂的制备质量。在柠檬酸的制备中，利用假丝酵母或黑曲霉菌的无毒菌株经固体或液体发酵葡萄糖、淀粉、甜菜糖蜜等原料，结束发酵后可使用热水提取柠檬酸，再经过分离工序即可得到柠檬酸。乳酸发酵为厌氧发酵，其主要用作食品和饮料的酸味剂、防腐剂、还原剂等，在清凉饮料、糖果、糕点的生产和鱼、肉、蔬菜的加工和保存中有着较高的应用价值。

（6）增稠剂

增稠剂又称胶凝剂，是一种能增加胶乳、液体黏度的物质，用于食品时又称糊料。增稠剂可以提高物系黏度，使物系保持均匀稳定的悬浮状态或乳浊状态，或形成凝胶，大多数增稠剂兼具乳化作用。采用微生物发酵的产物主要有黄原胶，易溶于冷热水，低浓度黏度很高，常添加于乳品、饮料、果冻等食品中。黄原胶是由野油菜黄单胞菌发酵葡萄等物质在pH值为6.0～7.0环境中培养50～100h产生的微生物胞外多糖，杀菌后用有机溶剂提取，经烘干、粉碎等工艺制得。在其制备过程中，最常用的生物反应器是通气搅拌罐，常用的培养基包括以葡萄糖、蔗糖和淀粉为主的碳源，以蛋白胨、豆饼粉、鱼粉为主的氨源，以及无机盐、微量元素、谷氨酸等促进剂。

（7）食品用香精

在香精香料的制备过程中也越来越重视生物发酵技术的应用。内酯是广泛存在于自然界中具有生物活性的一类香精香料，是以羟基脂肪酸、非羟基脂肪酸、脂肪酸酯等为底物，在微生物体内酶的作用下转化成1-羟基脂肪酸，再进一步转化而成。此外，奶味香精在食品加工中的应用也较常见，可以采用微生物发酵法，利用乳杆菌、乳链球菌等微生物，以牛奶或稀奶油为底物，发酵生产奶味香精，应用在食品生产中表现出较好的赋香效果，从而提高产品的质量。

3. 功能性保健食品

我国对保健食品进行了定义，即指具有特定功能的食品，适宜于特定人群食用，可调节机体的功能，又不以治疗为目的食品。随着我国经济的快速发展，人们对于健康饮食的追求越来越高，功能性食品的开发也日益受到重视。通过发酵工程技术不仅可以将药用的天然真菌直接开发为功能性食品，还可以实现大规模的生产。

（1）多不饱和脂肪酸

经科学研究发现，微生物油脂含有不饱和脂肪酸，对人体健康更加有益。微生物油脂是由酵母、霉菌、细菌、藻类等微生物在一定条件下生成的一种具有商业价值的油脂。

多不饱和脂肪酸一般指含2个及以上双键且碳链长度为18个及以上碳原子的脂肪酸类的统称。研究显示，花生四烯酸可采用青霉、被孢霉发酵后获得。二十碳五烯酸及二十二碳六烯酸可采用苔藓、高山被孢霉、硅藻、隐甲藻等微生物发酵后获得。γ-亚麻酸是人体必需的一种不饱和脂肪酸，具有明显的降血压、降低血清甘油三酯和胆固醇水平的功效。γ-亚麻酸的微生物来源主要是真菌和微藻。真菌类产γ-亚麻酸的主要是霉菌，被称为最有潜力的产脂资源，并能通过发酵法大规模生产。用发酵法生产γ-亚麻酸不受产地限制，具有生产速度快、培养简单且原料不受限制等优点。此外，植物油脂中提取的γ-亚麻酸包含更多的其他不饱和脂肪酸，而发酵法生产的γ-亚麻酸比较纯净，精制成本比月见草油低得多，且含量稳定。制备γ-亚麻酸的菌种主要有根霉、被孢霉、毛霉、小克银汉霉等。霉菌是非常适合生产γ-亚麻酸的菌种原料，适合菌种的选择和优良的发酵条件为大规模产业化生产γ-亚麻酸奠定了基础。

（2）真菌多糖

真菌多糖主要是从真菌子实体、菌丝体及其发酵液中提取分离出来的多糖类代谢产物。研究表明，真菌多糖的主要功能有免疫激活、抗肿瘤、抗衰老、降血糖、降血脂、保肝、防血栓等。真菌多糖主要包括金针菇多糖、银耳多糖、香菇多糖、灵芝多糖、猴头菇多糖、茯苓多糖、虫草多糖等。利用液体深层培养技术通过人工培育可以提高产量，也可实现工业化生产，将人们所需的药用真菌提取出来。在生化反应器中模仿自然界，将虫草、灵芝、食用菌所需的营养物质及微量元素溶解在作为培养基的水中，经灭菌后接种，然后通入无菌的氧气，加以搅拌，并将外界条件控制在适宜程度，通过此方法菌丝得以大量繁殖。

研究发现，人工发酵培育出来的虫草菌，其化学成分和药理作用与天然冬虫夏草类同，完全可以替代天然冬虫夏草，广泛应用于高脂血症、性功能障碍、慢性支气管炎等疾病。研究证实，虫草菌在治疗性功能障碍方面比天然冬虫夏草的效果更好。灵芝中最主要的活性成分是灵芝多糖，具有增加人体免疫力、抗病毒、抗衰老等多种功效。利用液体深层发酵技术对灵芝菌丝体进行发酵生产灵芝多糖，并通过中心复合试验设计法对其发酵培养基进行优化，有效地提高了灵芝多糖的产量，且获得的灵芝多糖具有良好的免疫活性，优化后的发酵工艺可以用于灵芝多糖的大规模生产。铁皮石斛具有极高的药用和食用价值，通过微生物发酵技术可以破坏铁皮石斛的细胞壁，提高多糖的提取率。此外，微生物还可以通过代谢提高多糖的生物活性。利用不同的微生物对铁皮石斛水提液进行纯种发酵，发现微生物发酵可以降低铁皮石斛多糖的分子量，并且可以提高铁皮石斛的抗氧化活性和体外降血糖活性，为以铁皮石斛的多糖研制成降糖保健品奠定了基础。

（3）单细胞蛋白

单细胞微生物形成的细胞蛋白被称为单细胞蛋白（single cell protein，SCP），也叫微生物蛋白，它是用许多工农业废料及石油废料人工培养的微生物菌体。通常认为微生物菌体是一种理想的蛋白质资源，也是解决全球蛋白质资源紧缺问题的可能途径之一。SCP中最重要的就是酵母蛋白、细菌蛋白和藻类蛋白，其中酵母蛋白的蛋白质含量在40%～60%，细菌蛋白的蛋白质含量在60%～70%，藻类蛋白的蛋白质含量高达90%。SCP由酵母菌、细菌或藻类等作为菌种，淀粉、糖蜜、纤维素或有机废料作为原料进行发酵制得。

SCP中往往存在着大量人体所需有益微量元素，如铬酵母蛋白、硒酵母蛋白等，在有效地解决当前缺乏蛋白质资源问题的同时也能补充人体所需的微量元素。SCP可以直接为人类食用，或者可当作家禽饲料。由于微生物蛋白质易于存储，且符合大众口味，所以可取代部分蛋白质制品。除此之外，SCP的应用还能对食物中的一些性质产生改变作用，例如将活性酵母加入红饼中，酵母的浓缩蛋白可以显著提升食品的鲜味，可以用作食品增鲜剂。

（4）有机微量元素

人体必需的微量元素包括硒、铬、锗、碘、锌等，其中硒、锗、铬三种元素与目前严重危害人类健康的肿瘤、心血管疾病和糖尿病关系较大，因此具有一定的保健疗效。在无机形式下，硒、锗、铬三种元素的活性极低，同时存在一定毒性，所以其应用于保健品首先要通过生物方法，将无机形式的元素转化成有机形式的微量元素。通过对微生物发酵条件的调控，从而获得微生物活体，通过洗净、干燥、粉碎可以获得富含微量元素的菌体，如富硒酵母、富铬酵母、富锌酵母、富锗酵母等。研究发现，酵母细胞对硒具有富集作用（吸收率约75%）。在特定培养环境下及不同阶段在培养基中加入硒并对其进行利用以及转化，通过酵母细胞的自溶即可获得有机硒。

（5）微生态制剂

微生态制剂是利用正常微生物或促进微生物生长的物质制成的活的微

生物制剂。它的主要生理功能有：第一，抑制和杀死肠道病原菌，从而改善肠道的微生态环境；第二，抑制肠道内致癌物质的生成，产生具有抗肿瘤特性的胞外多糖，同时分泌双歧杆菌素和类溶菌物质，提高巨噬细胞的吞噬能力，增强机体免疫力和抗病能力，在肠道内自然合成多种维生素。

链球菌属、片球菌属、乳杆菌属、双歧杆菌属、明串珠菌属等微生物菌体，其本身就可以作为一种功能性配料或者保健食品添加剂。在保健食品中，双歧杆菌作为一种微生态调节剂，已经得到了广泛的应用。双歧型微生态制剂多用于婴儿双歧杆菌制品，制备工艺一般为：将双歧杆菌纯培养物进行反复接种培养以恢复其活力，并将活化后的菌种接种到以脱脂乳为主的菌种继代培养基中，依次进行三角瓶和种子罐培养，利用冷冻干燥机进行冷冻干燥即制成双歧杆菌微生态制剂。

（6）保健饮料

乳酸菌是一类能以葡萄糖或乳糖等为原料发酵产生乳酸的细菌的统称。乳酸菌发酵制品包括酸牛乳、酸豆乳、酸性酪乳、乳酸发酵果蔬汁（胡萝卜汁、番茄汁、苹果汁等）、谷物（大米、小米等）乳酸菌饮料等。此外，许多食用菌中富含氨基酸、维生素以及多类药物组分，并且其富含的多链状糖体成分、有机锗组分，可以降低体内胆固醇含量，预防肝炎及动脉血管硬化等疾病。调查显示，由担子菌制作的保健营养类饮料品种包含猴头型蘑菇、银耳蘑菇、木耳蘑菇等多类品种，以菌丝状固体制备的营养液汁制作的保健型饮料具有较高的营养价值。

（7）膳食纤维

膳食纤维一般指不能被人体消化吸收而能被肠道微生物利用的碳水化合物的统称，包括多糖、寡糖等相关的植物类物质。目前，膳食纤维可以通过混合菌曲、木醋酸杆菌等微生物通过分泌胞外酶降解纤维素来获得。

4. 食品保鲜剂

发酵工程技术在食品保鲜中发挥着重要作用。微生物在生长发酵过程中会产生大量的多肽、多糖等物质，这些物质能够显著抑制微生物的生长。例如，壳聚糖既可以抑制食品的氧化作用，又可以杀死附着在食品表面的微生物。利用木霉发酵液来保鲜茄子，可使茄子在常温条件下的保质期超过20天。由此可以看出，这种安全系数高、成本低、操作简单的技术在食品保鲜领域的发展前景可期。

综上所述，食品发酵工程依托高新生物技术，呈现出可控化、智能化、安全化等现代优势，被广泛应用到各类食品生产过程中，给人们的生活带来更多的有益食品。现代研究应重点围绕微生物代谢产物的分离提纯技术、微生物资源、固定化酶生产应用、发酵过程控制、发酵工艺创新等技术环节提升食品的营养价值和保健功能，促进食品工业稳定发展。

三、生物制药工程

生物制药工程将制药原理与生物技术创新融合发展，包含基因工程、细胞工程、发酵工程、酶工程、蛋白质工程等创新技术。其中，发酵制药工程已经成为我国生物制药领域行业中十分重要的制药技术，对我国制药行业的发展有重要作用。发酵制药技术的应用，成为推动现代医疗卫生事业持续发展的重要动力。

（一）发酵制药工程概述

通过发酵工程生产的药物主要有抗生素类药物、核苷酸药物、氨基酸类药物、激素类药物、维生素类药物等。目前发酵工程制药已经达到了分子水平，可以在分子水平对药物进行设计，产生最有效的药物构型，也可通过控制微生物代谢来生产特定的药物。

微生物发酵制药技术有很多种形式，由于不同微生物的发酵形式有所差别，所以具体操作的技术也有不同，因此可以按照不同的发酵形式分类。此外，由于其一般受处理设备和周围环境的影响较大，也可按此进行分类。根据微生物发酵环境进行分类，可以分为厌氧发酵、好氧发酵和兼性厌氧发酵。不同的发酵技术使用到的原料是不同的，例如，使用好氧发酵技术就要使用好氧菌，这种好氧菌本身属于微生物的一种，要求在有氧环境下生存，如大多数真菌、细菌等。而厌氧菌，是一类在无氧条件下比在有氧环境中生长好的细菌，而不能在空气（18%氧气）和/或10%二氧化碳浓度下的固体培养基表面生长的细菌。厌氧菌的菌种比较复杂，根据其耐氧程度的不同，又可以分为多种类型，其中就包括兼性厌氧菌。根据微生物发酵存放设备进行分类，则包括深层发酵、浅盘发酵、敞口发酵、密闭发酵等。在这些发酵技术中，使用工具比较简单的是敞口发酵技术，在具体发酵时，操作环节比较简单。深层发酵技术的工具比较复杂，其主要是使用大规模的机械进行生产，对生产技术有一定的要求，而且生产原料还要达到严格的标准，一般要配合专业的营养液进行生产。例如，医疗行业中普遍使用的青霉素就是使用这一制药技术生产出来的。

（二）发酵制药工艺

1. 发酵制药种类

（1）菌体发酵

菌体发酵是最传统的一种发酵方式，在我国古代就已经被应用，冬虫夏草、茯苓等中药材都是菌体发酵得到的产物。菌体发酵最大的特点就是过程控制比较容易，一般来说产物的生产速度与发酵速率是成正比的，即产物获得最多的时期，就是发酵速度最快的时候。在菌体发酵生产中，关键在于控制好发酵环境，发酵环境的相对恒定是产物合成率的保障。

（2）酶发酵

酶发酵已经成为现代制药体系中的重要技术，已经生产出许多有效的治疗药物。例如，抗生素青霉素、抗癌的天冬酰胺酶、治疗血栓的纳豆激酶等都是酶发酵的产物。由于酶发酵产物很多都具有特殊的药用功能，因此该制药技术的研发已经成为生物制药发展的主流方向之一。其发酵过程是利用诱导或抑制剂来生产特定发酵产物，这意味着需要在发酵过程中进行更多的控制和干预。因此，菌种的选育、培养基的配制和发酵条件的控制等环节对于提高产量格外重要。

（3）代谢产物发酵

代谢产物是伴随着菌种生长产生的物质，在自然发酵过程中一般产生较少，但人工干预能够显著提高其产量。生活中常见的氨基酸、核苷酸、维生素等，正是发酵得到的代谢产物。由于代谢产物是与发酵产物掺杂在一起的，所以工艺的难点就在于收集和分离，当然为了提高产量，通过有效的手段也能提高代谢产物的得率。

（4）转化发酵

生物发酵是一种利用微生物将原料转化为产物的过程，转化发酵正是精准地实现这一过程的一种方法。通过加入多种酶，能够实现对化合物的目的性加工，从而得到我们想要的具有药用价值的化学结构。用于降低身体排斥反应的可的松，正是采用该方法生产的。当然除了该药品，很多具有独特作用的激素类药品都是采用该技术生产的，该技术相比于传统的技术，是生物发酵更深化的发展，是现代科技和制药技术的结晶。

2. 发酵制药流程

（1）确定培养基

培养基是给微生物成长繁殖用的，需要根据菌种的培养需求提供配制的营养物质。因此，确定培养基是微生物发酵制药工艺流程的基础环节。一般来说培养基分为固体培养基、液体培养基、合成培养基等。不同种类的培养基，适用的培养环境不同，适用的菌种也不同，因此在制药生产中，一定要根据需求选择。

在选择培养基时，要求制药人员注意以下几点问题：①调研微生物菌种的来源、生长习惯、生理特性等特点；②了解微生物的新陈代谢过程，明确分子成分与化学结构；③准备充足的培养基原料，如玉米浆、植物淀粉等，以供产物在培养基中健康成长；④观察并记录培养基中pH值的变化；⑤为了保证能够生成目标产物，培养基还必须满足无菌的要求。

（2）制备菌种

制备菌种是发酵制药过程中的关键步骤，其制备的合理性、科学性对于药物生产的效率、质量和功效起着决定性作用，包括菌种优选、物质分离与提纯等环节。另外，在进行微生物发酵的过程中，需要及时观察并选择固定时段对已经发酵的菌种继续进行选育与纯化，才能保障产物的纯度和质量。

（3）种子培育

培育种子主要指激活培养设备中的休眠菌种，这是整个微生物发酵制药技术的关键步骤。在激活菌种之前，大多数的菌种都是被放置在干燥管或沙土管中储存，当要进行微生物发酵制药时，就要将种子激活。应先将菌种放置在培养基内，在培养到成熟时期之后，将其转移到种子罐中，继续使用种子提纯技术进行操作。当前菌种培育方法包括孢子进罐培养、菌丝进罐培养法等，其中菌丝进罐培养法应用较为广泛，将摇瓶中液体导入到存放种子的罐中来促进菌种繁殖。

（4）发酵

发酵是微生物发酵制药技术的核心环节，其过程实质上是种子繁殖生长的过程。在这一过程的关键就是要保证环境无菌和恒定，需要严格控制发酵条件，尤其是仪器设备、发酵温度和环境等因素。如果发酵过程需要进行控制，需要添加其他物质，也要求全部进行无菌操作。最好能够实现自动化操作，避免人工操作带来的不利影响。

（5）游处理

在微生物完全发酵以后，就可以进入微生物发酵制药环节中的最后步骤，即游处理。经过发酵之后的微生物通过新陈代谢发展成为新的微生物细胞，游处理就是将这种微生物细胞从发酵液中提取出来，之后工作人员将其再进行分离处理，提取出药物中的有效物质。这样就完成了微生物发酵制药技术的全部环节，其中提取出来的有效物质可以用于进一步配药、制药，进而获取微生物发酵药物。

（三）制药发酵工程应用

微生物发酵工程在制药领域的应用，早在我国中药炮制技术中得以体现。发酵炮制中药的方法早在我国汉代最早的中药学著作——《神农本草经》中就有记载。现代发酵制药技术是在传统发酵基础上进一步创新发展，结合生物工程学、微生态学等现代生物技术，对中药材进行炮制或者用于现代制药工业。在抗生素、胰岛素等药物的生产中，发酵制药技术已经得到了较为广泛的运用。

1.制药工业

（1）抗生素

在临床疾病诊治中，抗生素起到了不可替代的作用。它不仅可用于治疗细菌感染，而且可用于治疗肿瘤以及由原虫、病毒和立克次体所引起的疾病，有的抗生素还有刺激动植物生长的作用。自1929年英国人发现青霉菌分泌青霉素能抑制葡萄球菌生长以后，相继发现了链霉素、氯霉素、金霉素、土霉素、四环素、新霉素、红霉素等抗生素。近几十年，已研究发现的抗生素有数千种，其中具有临床效果并已利用发酵法大量生产和广泛应用的达百余种。

目前发酵生产抗生素的生产菌以放线菌，特别是放线菌目链霉菌属菌种为主。为进一步优化发酵过程，使用计算机参数检测与控制系统，综合各种检测参数过程优化控制理论——以细胞代谢流为核心，被成功地应用在青霉素、链霉素、红霉素、金霉素等抗生素的发酵生产中，大幅度提高了发酵水平。近年来，利用响应面法的实验设计在化学工业与生物学领域越来越多地被用来确定各种反应物的剂量，使得响应达到最优值或预期值，响应面法也被广泛用于头孢菌素C、阿维菌素、紫色链霉菌发酵液等抗生素的发酵培养基或发酵工艺优化的理论研究中。

（2）维生素

维生素作为六大生命要素之一，为整个生命活动所必需。维生素A的前体β-胡萝卜素、维生素C和维生素E均为抗氧化剂，能保护人体组织的过氧化损伤并提高机体免疫力，有抗癌、抗心血管疾病和白内障等功能。国内用真菌三孢布拉霉生产β-胡萝卜素的产量达2.0g/L，国外已达到（3～3.5）g/L。黏红酵母、布拉克须霉、丛霉等真菌也具有生产β-胡萝卜素的能力。除真菌外，如球型红杆菌、瑞士乳杆菌等某些细菌也具有发酵生产类胡萝卜素的能力。维生素C的微生物发酵法早已取得重要突破，利用"大小菌落"菌株混合培养生产维生素C的工艺已经成熟，进入产业化。目前利用氧化葡萄糖杆菌与一种蜡状芽孢杆菌混合菌共固定化发酵技术，可将维生素C的收率提高到80%以上，生产周期比传统工艺缩短1/3。日本研究人员发现一种纤细裸藻能同时生产维生素C、维生素E和β-胡萝卜素，藻体生物量产量可达每升培养液20g，从中提取得到的维生素C和维生素E产量为60mg/L，β-胡萝卜素40mg/L，生产效率比原有培养方法提高1倍以上，生产能力优于绿藻。维生素D的前体麦角固醇有可能利用酵母菌来发酵生产，通过对不同种属酵母菌的麦角固醇含量的测定分析发现，最高含量可达细胞干重的6%，最低的仅0.3%。此外，采用杂交方法选育到麦角固醇含量高达2.7%的酵母高产菌。通过优化培养条件，有目的地调节关键基因的表达，以获得高产菌株与培养条件的双重优化，麦角固醇的微生物产量有望进一步提高。

（3）医用酶制剂

近年来，除链激酶、链道酶、尿激酶、葡萄糖激酶、金葡激酶、组织型纤溶酶激活剂等之外，蚓激酶也得到开发，都是治疗血栓的临床有效药物。微生物生产的链激酶存在其优越性，只要有高产菌种，生产工艺条件确定以及产品的有效性或高效性，即可实现规模生产。有学者分离筛选得到中国根霉 12 菌株，能生产血栓溶解酶，溶血栓活性高，专一性强，对血细胞无分解作用，而且低毒、价廉。此外，有研究从食品中分离到天醭激酶和纳豆激酶，能在血液中停留 10h，显示出对血纤溶蛋白的强烈分解活性，且无任何副作用。

（4）紫杉醇

紫杉醇主要是由红豆杉属树种产生的一种二萜类抗癌新药，对人体抗药性卵巢癌、乳腺癌及黑色素瘤等有突出疗效，是近 15 年来发现的最重要的抗癌药物。临床上用的紫杉醇至今仍来自天然红豆杉树皮，其含量占树皮干重的万分之二，现在红豆杉树资源严重缺乏，微生物发酵就是开辟紫杉醇新来源的途径之一。有研究运用现代生物技术，将紫杉醇合成酶基因转入紫杉醇产生菌中，有可能建构高产紫杉醇的"工程菌"，预计其生产的紫杉醇产量可比天然真菌提高几千倍。

2. 中药炮制

随着各类技术的蓬勃发展，中药发酵法与微生态学及现代生物工程的结合，形成了现代中药发酵制药技术。与传统中药发酵相比，在微生物生长代谢过程中发生了益生菌的转化，出现一些突破性的变化，如在加工过程中，大分子材料经逆转录形成小分子，从而使有效成分进入人体后吸收完全，药效充分发挥；在新技术中，多层次、多菌种共同发酵，药材疗效提高；微生物发酵状态下，中药中某些有毒物质被分解，毒副作用明显降低；在性味方面，由于发酵过程能够改变或遮蔽药材原有苦味，从而更易为人们所接受，所以利用发酵法处理中药日益受到学者重视。将现代生物技术应用于中药发酵，成为中药研究的重要方法。

（1）固体发酵

固体发酵是指在没有自由水或自由水含量极低的条件下，以一定湿度的农副产品为营养基质，以一种或多种微生物为菌种的发酵过程。该发酵方法由古代传统制曲工艺发展而来，其发酵条件自然开放，基质无须灭菌，发酵条件如温度、湿度、氧含量、pH 值等都易于控制。虽然固体发酵在多种菌种共同发酵效果上并不亚于液体发酵，但因其体系开放，易受其他杂菌污染，且缺乏科学的发酵终点判断指标和质量控制指标，多依赖制剂人的经验进行判断，难以实现大规模批量化生产。

　　研究发现，中药固体发酵的关键在于优势菌种的选育，产率高、转化率高、毒性低的菌种是理想选择标准。如半夏曲、六神曲、沉香曲等，其发酵过程操作简单，温度、湿度、酸碱度、氧含量等环境条件易于控制，不易感染杂菌，因此药效能得到充分发挥。利用白僵菌固体发酵处理马钱子，采用急性毒性试验法和小鼠醋酸扭体法、热板法等实验方法，探究马钱子的急性毒性及镇痛活性，结果证实发酵后药材的毒性减弱而镇痛活性明显增强。固体发酵开放的体系非常有利于复合菌株的联合发酵，以干酪乳杆菌、粪肠球菌和产朊假丝酵母三种益生菌联合固体发酵复方中药（王不留行和益母草），总黄酮、总生物碱、粗多糖和总皂苷含量分别比生药材提高了55.14%、127.28%、55.42%和49.21%。

　　（2）液体发酵

　　液体发酵是基于抗生素生产工艺发展起来的现代中药发酵技术，也被称为深层发酵技术。其主要技术手段是将发酵菌体或菌丝在生长状态良好的条件下，接种在培养基与中药材按合适比例混合好的培养液中，充分混匀后在合适温度、含氧量等条件下发酵培养，其产物包括发酵液和发酵菌体。液体发酵具有机械自动化程度高、物质传递效率高、生产成本低、生产条件可量化、产物稳定性高等优点，容易实现大规模工业化生产，因而有广阔的应用空间。但与生产抗生素相比，大多数中药不具有直接的抗菌作用，生产过程易被污染，对发酵罐等发酵设备、生产工艺要求高。

　　积雪草有清热解毒、活血利尿的功效，临床上常用于治疗湿热黄疸、痈疮肿毒、跌打损伤等症，其有效成分三萜皂苷类中的积雪草酸的活性最高，但含量低。用分离到的黑曲霉JH-2菌株，在液体转化培养基中加入积雪草粉，通过液体发酵的方式完成了从积雪草苷到积雪草酸的转化，质量分数从0.90mg/g提高到2.73mg/g，是未转化的3.03倍。经液体发酵后的茯苓胞外多糖降低血糖作用明显优于其他浓度或未经发酵处理的胞外多糖。此外，液态发酵还广泛用于红曲的生产菌种研究与大规模生产。

　　（3）药用真菌双向固体发酵

　　药用真菌双向发酵技术是在固体发酵的基础上发展而来，将中药材或药渣替代固体发酵中农副产品作营养物质，中药材在为真菌提供营养物质的同时，受到真菌生长产生的各类生物酶的影响，真菌的代谢产物或细胞因子与中药材自身的结构、成分发生相互作用、相互影响，从而产生新的性味和功能，因此具有双向性。双向发酵起源于20世纪80年代，庄毅指出用药性基质代替普通农副产品的营养基质，既提供药用菌生长所需营养的同时，药用菌又因生理作用分解或合成产生新的成分。

在槐耳板蓝根双向发酵的研究中，将活化的槐耳菌接种至以板蓝根粉末为营养源的固体培养基中进行双向发酵，表告依春及色胺酮、靛红等板蓝根质控指标成分的含量增加。对天南星采用白僵菌固体双向发酵，结果显示，天南星的形态和性状都发生改变，其毒性大大降低，生品天南星半数致死量（LD_{50}）由（145.0 ± 8.3）g/kg变为（295.47 ± 25.23）g/kg。

不同药用菌因菌种差异而具有的酶系统不同，不同药性基质因中药品种不同，所含成分也不尽相同，若能够实现药用真菌与中药材的有机结合，产生大量发酵组合，将促进中药发酵领域的新发展，但目前此法还缺少完整的科学理论支撑，仍有待进一步探索。

综上所述，新时代背景环境下，微生物发酵制药技术在医药行业中的使用越来越广泛。不但能够成功研制预防、治疗疾病的有效药物，还能够为医药行业的发展创造新的途径。该技术在使用过程中能根据其具体发酵形式和使用工具分为不同的技术类型，能适应不同药物的制备，对我国制药行业的发展有重要作用。

四、发酵饲料开发

自2020年我国实施禁止使用抗生素作为畜禽饲料添加剂以来，抗生素替代品的研究成为科研人员关注的热点。中草药资源丰富，其中能够应用于畜禽生产的有300余种，在提高畜禽生产性能、增强抗氧化能力、改善免疫功能和调节生理代谢等方面均有独特的优势。发酵中草药具有提高中草药药效、降低中草药的毒副作用、节省中草药资源、形成新的活性成分等多方面的优势，是新型绿色饲料添加剂研究中的热点，在畜牧生产中具有较大的利用价值。

（一）发酵饲料概述

1. 发酵饲料的概念

发酵饲料是指在全价饲料或饲料原料中添加有益菌进行发酵。有益微生物通过自身的代谢活动，将植物性、动物性和矿物性物质中的抗营养因子分解、转化成更容易被动物采食及消化吸收的养分，从而变成营养价值更高且无毒害作用的饲料。饲料经过发酵后蛋白质被分解为更易被动物体消化吸收的小分子活性肽、寡肽，纤维素、果胶被降解为单糖和寡糖，同时代谢产生的多种消化酶、氨基酸、维生素、抑菌物质、免疫增强因子以及菌体蛋白，作为营养物质被动物体吸收利用，显著提高饲料的营养水平和饲料利用率，从而提高动物体的各项生产指标。

2. 发酵饲料的作用

（1）提高中药生物利用度

在发酵过程中，微生物可分泌纤维素酶、半纤维素酶、果胶酶等酶类，促进植物细胞壁的分解。分解后的植物细胞壁对细胞质内有效物质释放的阻碍作用降低，中药的苷类、皂苷类、有机酸、挥发油、微量元素、多糖、小肽等有效成分得以充分释放，从而达到提高药物生物利用度的目的。

（2）调节动物肠道功能

发酵中药的有益菌在代谢过程中产生的代谢产物可修复肠壁细胞，使肠黏膜保持高度完整性，抵抗有害微生物的侵入。中药发酵后常携带有益菌群，有助于促进动物肠道菌群的平衡。被饲喂发酵中药饲料添加剂的动物肠道中有益菌处于优势地位，可以通过占位效应使有害菌无法和肠壁细胞相结合，从而促进微生态平衡。此外，如果发酵中药中含有酵母菌，可促进生成动物体内的低聚甘露寡糖，具有促进内生性有益菌繁殖的作用。

（3）降低应激反应，提高免疫力

应激反应是很多种疾病的诱发因素，尤其是规模化生产的养殖场，可使养殖动物的内环境失衡，代谢能力下降，食欲减退。经常食用发酵中药的动物，其肠道对环境应激的抵抗力会提高，降低应激对机体的影响，同时，有益菌对肠壁也能起到刺激黏膜免疫的作用，从而促进生产性能的恢复和增强。

（4）改善动物营养状况

微生物在代谢过程中可产生多种维生素酸及氨基酸。中药作为微生物生长的基质环境，本身细胞中含有多种维生素、矿物质、糖类、蛋白、多肽等物质，发酵后这些物质得到充分释放，为改善动物生产性能奠定物质基础。

除此之外，乳酸菌类的益生菌能分泌乳酸，乳酸能促进基础日粮中所含石粉的钙离子溶出，促进产蛋期母鸡对钙的吸收。对于猪、牛、羊等哺乳动物，乳酸能提高饲料的适口性，有助于提升采食量。另外，酸性环境不利于大肠埃希菌、沙门菌、魏氏梭菌等病原微生物的繁殖，可减少腹泻等疾病的发生。

（二）饲料发酵工艺

1. 常见中药品种与发酵菌种

目前，发酵中药制得的饲料常用于猪、牛、羊、兔、鸡、鸭等养殖动物的饲养，其中常用于发酵的中药有健胃消食、益气健脾、益肾补虚、清热解毒等功效类型；常见发酵菌种有枯草芽孢杆菌、地衣芽孢杆菌、嗜酸乳杆菌、酿酒酵母等（表10-1）。

表 10-1 发酵饲料生产中常见中药品种与发酵菌种

畜禽名称	发酵中药品种	常用菌种
猪	党参、黄芪、柴胡、艾叶、桑叶、刺五加、王不留行、益母草、苍术、白术、黄柏、板蓝根、山楂、甘草、白头翁、秦皮、石榴皮	产朊假丝酵母、干酪乳杆菌、粪肠球菌
牛	黄芪、王不留行、鱼腥草、蒲公英、益母草、赤小豆、黄连、杜仲、金银花、淫羊藿、香附、当归、甘草、菟丝子、巴戟天、肉苁蓉、阳起石	芽孢杆菌、产朊假丝酵母、乳酸菌、酵母菌、丁酸菌、光合细菌
羊	黄芪、党参、当归、甘草、白术、山药	白腐菌、酵母菌
兔	黄艾散、桑叶、菊花、黄柏、川芎、黄芪、蒲公英、艾叶、山楂、麦芽、甘草、蛇床子、茯苓、枸杞子、石菖蒲、淫羊藿、白头翁、续断、马齿苋	嗜酸乳杆菌、粪链球菌、枯草芽孢杆菌
鸡	黄芪、贯众、板蓝根、何首乌、山楂、女贞子、艾叶、决明子、益母草、甘草、党参、苍术、白术、鱼腥草、常山、柴胡	植物乳杆菌、枯草芽孢杆菌、酿酒酵母、产朊假丝酵母
鸭	苍术、黄柏、生石膏、广藿香、木香、党参、山楂、板蓝根、大青叶、黄芪、紫锥菊、甜叶菊	枯草芽孢杆菌、地衣芽孢杆菌、柠檬酸杆菌

2. 发酵流程与质量控制

发酵饲料工艺流程：按配方称量原料→粉碎→搅拌（接种：发酵菌种）→调节水分→密封容器→自然发酵→检验→发酵饲料产品。

质量控制检测指标：在生产发酵中药饲料过程中，质量控制对于产品的安全性、有效性、质量稳定性以及贮藏保存都具有重要意义。常见的质控检测指标包括发酵产品的pH值、色、味、流散性等物理特性，脂肪酸、常规养分（干基、鲜湿）、毒素等生化特性，以及有益菌、有害菌等微生物检测指标。

（三）发酵饲料应用

目前，发酵饲料的开发与研究多以中药材为原料。中药发酵后多数以饲料添加剂的形式来改善基础日粮的理化特性与营养价值，在提高生长性能与肉质水平、增强免疫力以及预防常见疾病等方面均显示出良好的效果。

1.养猪业

（1）发酵中药饲料为仔猪腹泻的防治提供了新途径

利用乳杆菌、酵母菌以及枯草芽孢杆菌混合菌液发酵中药提取液能明显提高仔猪的免疫力、抑制有害菌的生长繁殖，尤其对仔猪细菌性痢疾，特别是仔猪黄白痢疗效显著。将黄芩药渣采用植物乳杆菌发酵后制成饲料添加剂，能使仔猪增重，仔猪腹泻现象得以缓解，并提高了仔猪的免疫力，调节了仔猪肠道微生物菌群。将发酵中药微生态制剂（组方：白术、白芍、党参、茯苓）添加在断奶仔猪日粮中，可以提高十二指肠、空肠和回肠VH/CD值，促进盲肠内容物乳杆菌繁殖，降低盲肠内容物大肠埃希菌数量，缓解仔猪断奶应激反应。采用乳杆菌、枯草芽孢杆菌和酵母菌对黄芪、白术、何首乌等10味中药进行发酵，可以显著提高断奶仔猪肠道中乳酸菌和双歧杆菌数量，对肠球菌和大肠埃希菌等致病菌的数量和活性有明显抑制作用，并可以极显著降低仔猪的料重比和腹泻率，显著增强抗氧化能力，改善生长性能。

（2）发酵中药饲料可显著提高围产期母猪繁殖性能和子代发育

研究复合益生菌发酵中草药对泌乳母猪的生产性能及血清生化指标的影响，结果发现，添加中草药组平均采食量和泌乳量有增加的趋势，且母猪乳汁中乳蛋白和血清中催乳素含量分别较空白对照组提高了62.22%和61.42%。利用复合益生菌发酵中草药产物可提高泌乳母猪的生产性能及血清生化水平，发酵中药饲喂组母猪血清中免疫球蛋白G（IgG）含量、超氧化物歧化酶活力和雌二醇含量较对照组均显著提高。复方中药发酵饲料

（茶酵肽）包括黄芪、黄芩、金银花、连翘、桔梗、紫花地丁、板蓝根、鱼腥草、甘草、陈皮、女贞子等药物，能调节母猪繁殖能力、血清生化指标和肠道微生物菌群。在母猪繁殖能力方面，可增加母猪的平均窝产活仔数、降低平均窝产弱仔率和仔猪平均腹泻率；在血清生化指标方面，一定程度上提高了 SOD、GSH-Px 和 CAT 含量；在肠道微生物菌群方面，提高了母猪的肠道微生物多样性和稳定性，并且可显著提高克里斯滕森菌科 R-7 群、乳杆菌属、瘤胃菌科 UCG-002、拟杆菌属等有益菌的相对丰度，显著降低密螺旋体属 2、链球菌属、副拟杆菌属和大肠埃希菌 – 志贺菌属等菌群的丰度。

（3）发酵中药饲料可以增强免疫力，改善生长性能

茯苓、黄芪、陈皮、板蓝根、山楂、黄柏等中草药配伍成的发酵复方作为饲粮添加剂能增加仔猪日均采食量（比对照组的仔猪体重提高 8%），降低料重比，并能降低仔猪腹泻率，提高血清中总蛋白、IgG 含量，从而增强仔猪免疫力，抵抗病菌能力增强。在日粮中添加 0.5% 富锗发酵中药制剂能够有效促进育肥猪甲状腺活动，提高脂肪利用率、免疫力及抗氧化性能，促进育肥猪生长发育，减少育肥猪应激反应。将黄芪、黄芩、金银花、连翘、桔梗等 10 多种中药粉碎后加入豆粕、葡萄糖、茶粉、蛋白粉，经乳酸菌发酵而成的制剂放入基础饲粮中，可提高母猪机体抗氧化能力，促进机体蛋白质的代谢和吸收，提高母猪的免疫力。其中，血清总抗氧化能力（T-AOC）极显著升高；血清总蛋白（TP）和白蛋白（ALB）含量极显著升高；血清 TG 和 TC 含量逐渐降低；血清 IgG 和 IgA 含量以及血清干扰素 IFN-α 和 IFN-β 的含量在使用复方中药发酵饲料后逐渐升高。

2. 反刍动物养殖业

（1）发酵中药饲料可以缓解奶牛乳腺炎，提高乳品品质

以金银花、益母草、杜仲、蒲公英、黄芪等中药发酵饲料混饲泌乳牛，在泌乳牛生产性能方面，可显著提高泌乳牛平均日采食量，显著降低料重比；显著提高奶牛的产奶量以及所产牛奶中的乳脂率；在瘤胃发酵参数方面，奶牛瘤胃液 pH 值显著降低，总挥发性脂肪酸显著升高。采用酵母菌和黑曲霉菌等复合益生菌发酵党参、黄芪等中草药，在奶牛日粮中加入 50g 发酵复方中药，持续饲喂超过 30 天，可以明显抑制奶牛的热应激反

应，显著改善生产性能，减少隐形乳腺炎的发病率，维持正常的健康状况。发酵中药可以有效改善奶牛体液pH值，增强对热应激的耐受性，并显著提高牛奶中乳脂率和乳蛋白率，改善热应激状态下奶牛产奶量下降的状况。

（2）发酵中药饲料促进羔羊生长，提高免疫指标水平

发酵中草药饲喂围产期母羊后，能够显著提高出生羔羊的成活率和30日龄窝均重，降低母羊患病率和羔羊腹泻率。将艾叶、万寿菊渣、板蓝根渣、大青叶、红枣、杜仲叶6味中药发酵后，添加至基础日粮中饲喂育肥羔羊，可缓解热应激对育肥羔生长性能的影响，并改善机体免疫力。结果显示，中药发酵饲料显著提高了干物质、粗蛋白、粗脂肪、中性洗涤纤维、酸性洗涤纤维、粗灰分和钙的表观消化率，显著降低了羔羊血液白细胞数量、中性粒细胞数量及中性粒细胞百分比，显著提高了淋巴细胞百分比，显著降低了血清中IL-1β及IL-6的含量，并提高闭锁小带蛋白-1（ZO-1）、跨膜蛋白-1和闭锁蛋白的含量。

3.家禽养殖业

（1）发酵中药饲料可显著提高家禽的免疫力与生长性能

研究表明，发酵中药能显著改善肉仔鸡的免疫力和抗氧化能力。复方中药混菌发酵制剂具有显著的促进免疫细胞的分裂、增殖、活化作用，能加速机体免疫细胞的发育和完善。

在饲料中添加一定剂量的复方中药混菌发酵制剂可显著提高肉鸡血液中白细胞数量、淋巴细胞数量和T淋巴细胞阳性率，并维持在高水平显著提高肉鸡胸腺、腔上囊和脾脏指数。日粮中添加1.0%的当归补血汤发酵液可以提高白羽肉鸡十二指肠绒毛高度，降低隐窝深度，提高绒隐比。在日粮中添加不低于0.2%的厚朴、山楂、淫羊藿、女贞子复合发酵产物，可以提高血清中SOD、GSH-Px活性；IgA、IgG含量、溶菌酶（LSZ）活性得到极显著提高；MDA含量、T-AOC呈上升趋势。在文昌鸡基础饲粮中添加发酵中药药渣，能够清除鸡体内的有害物质，促进肝脏中能量物质的合成与贮备，修复肝损伤，提高机体的免疫和代谢功能。

（2）发酵中药饲料可显著提高家禽的产蛋数量和产蛋品质

将人参、黄芪、当归、茯苓、甘草、白芍等10味中药构成的方剂进

行发酵作为麻鸭饲料添加剂，麻鸭的日平均总产蛋数、日平均总产蛋重、日平均产蛋率均明显提高，日平均沙壳蛋率明显降低。在海兰褐壳蛋鸡饲粮中添加2‰发酵黄芪，产蛋率可达96.73%，与对照组相比显著提高18.79%，料蛋比较对照组显著降低19.71%。在56周龄的蛋鸡日粮中添加1%发酵中草药（当归、黄芪、川芎、广藿香、熟地黄、甘草，发酵微生物为芽孢杆菌），可显著减少蛋鸡应激反应发生，提高蛋鸡生产性能，降低料蛋比，增强蛋品质。日粮添加发酵杜仲叶粉能够改善蛋鸡生产性能，调节血液脂肪代谢。

（3）发酵中药饲料可降低热应激对肉鸡负面影响，提高热应激肉鸡生长性能

饲喂中药发酵饲料后可显著提高肉鸡的平均日增重、平均日采食量，显著降低料重比；显著升高IL-1β、IL-6、IgG、SOD、CAT、GSH-Px等免疫与抗氧化指标水平。肉鸡日粮中分别加入发酵中药饲喂14天，能使热应激肉鸡平均日增质量和平均日采食量分别显著增加36.30%和26.42%，料肉比显著降低8.82%；增加盲肠中布劳特菌属（*Blautia*）丰度，乳杆菌数量增加25.04%，大肠埃希菌和沙门菌数量分别减少11.25%和13.74%。以上结果表明，发酵中药能提高肉鸡在热应激状态下的生长性能，调节肉鸡盲肠菌群，增加有益菌数量并减少有害菌数量。

4. 水产养殖业

水产动物与畜禽不同，大多数无法产生纤维素酶分解组成中药材细胞壁的纤维素和半纤维素，难以达到理想的药物效果。而发酵可以有效破坏中药细胞壁，生产所得饲料可以改善鱼类饲料营养，促进鱼类生长与繁殖，也具有增强鱼类免疫、抑菌驱虫、改善池塘水质的作用。

以黑曲霉、枯草芽孢杆菌为菌种的发酵中药复方制饲喂鲫鱼，使得鲫鱼体重增加率相比未发酵中药提高了11.66%，饲喂2个月后明显提高鲫鱼血清溶菌酶、SOD含量，影响鲫鱼生长的MDA含量明显降低，这对于抵抗鱼类病原入侵，增强鲫鱼的抗病能力意义重大。将多种中药分别制成发酵中药，发现发酵银杏叶和发酵甘草对斜带石斑鱼肝细胞的保护作用最显著，能够显著提高抗氧化能力，保护肝脏健康，还可以增加在亚硝酸盐胁迫下的耐受性和存活率。在南美白对虾饲料中添加0.20%中

药发酵膏和0.40%中药发酵膏，能显著提高南美白对虾的成活率、增重率和生长率，有效促进南美白对虾的生长。同时也对虾肠道菌群结构的改善起到积极作用，不仅增加了虾肠道中的有益菌数量，而且减少了有害菌的数量。

五、发酵美容产品开发

随着消费者对绿色、安全护肤品的追求，现代护肤品原料已由早期的化学物质向天然物质发展，生产技术也从化学合成、植物提取发展到生物发酵、生物合成，其中微生物发酵技术是行业现阶段的热点。微生物发酵技术可以利用微生物细胞或细胞内的酶催化反应体系对天然原料中的活性物质进行修饰和改造，可以富集活性成分、增强抗炎及抗氧化作用、降低毒副作用，且具有能耗低、污染小、可以工业化大规模生产等优点，在化妆品研发过程中发挥着重要的作用。

（一）发酵美容产品概述

1. 发酵技术在美容产品中的应用现状

目前，发酵类护肤品展现出了独特的功效优势，广受消费者欢迎。例如，我国"片仔癀"品牌产品中就包含了三七的发酵产物。标注有中草药发酵成分的佰草集、百雀羚品牌产品中含有洋甘菊、人参、芦荟等发酵成分。除此之外，国外品牌也将发酵技术应用到护肤品中，如日本的SK-Ⅱ神仙水就是一款典型的生物发酵技术产品，它含有天然活性酵母成分，能够改善皮肤自然的生理功能、调整皮肤状态。另外，欧莱雅的精华肌底液在98%的高纯度发酵精华中加入了酵素精华复合物，对皮肤肌底有强大的修复效果，可以提升保养功效。兰蔻的小黑瓶、雅诗兰黛的小棕瓶也都是含有发酵成分的化妆品。这些耳熟能详的化妆品被越来越多的消费者所接受，说明发酵技术在化妆品行业的应用日趋成熟。

2. 发酵美容产品常见菌种与原料

微生物发酵技术可以通过有目的地选择发酵菌种、发酵原料，控制发酵条件和调节代谢途径等对有效成分进行目的转化和修饰，从而改进并优化原有功效成分的性状，产生新的活性物质，增强化妆品的美白、保湿等功效。发酵美容产品常见菌种与发酵原料见表10-2。

表 10-2　发酵美容产品常见菌种与原料

发酵菌种	发酵原料	功效
乳酸菌、双歧杆菌	富硒绿豆	抗氧化、美白、保湿
酿酒酵母、保加利亚乳杆菌	中华红芝子实体	抗氧化、美白
酵母菌、乳酸菌、枯草芽孢杆菌	铁皮石斛	抗氧化、美白
植物乳杆菌、复合益生菌、酵母菌	芦荟	抗氧化
乳酸菌	米糠	美白、保湿、抗氧化
乳酸菌	米原料	抗氧化
短乳杆菌	红参	抗衰老
鼠李糖乳杆菌	大蓟	抗氧化、美白
鼠李糖乳杆菌	青花椒	抗炎、抗菌、美白
长双歧杆菌	党参根茎	抗氧化、抗菌
植物乳杆菌	圣罗勒	抗真菌
布氏乳杆菌	普通小麦叶、燕麦叶、向日葵叶	抗光老化
嗜酸乳杆菌	麦冬	保湿
酿酒酵母	人参	抗皱、美白
酿酒酵母	糯米	美白、保湿
黄酒酵母	马齿苋	抗氧化、美白
黄酒酵母	红景天根	抗氧化、美白
黄酒酵母	三七	抗衰老
黄酒酵母	人参	抗氧化、抗衰老
葡萄酒酵母	灵芝	抗衰老、美白
米曲霉＋米根霉	米糠	抗氧化、抗衰老

（二）发酵美容产品开发

随着现代生物技术的发展，利用发酵技术富集原料中的保湿、抗氧化、抗衰老等活性功效成分，同时降低原料的毒副作用，改善化妆品的功效性和安全性，已经成为化妆品领域新的研发方向。

1. 发酵植物制备护肤原料

（1）发酵保护活性成分不被破坏

金银花对溶血性链球菌、金黄色葡萄球菌等多种致病菌有较强的抑制效果。广西山区常用金银花煮水给婴儿洗澡，用于治疗小儿湿疹、皮肤瘙痒等。金银花经过乳酸菌－酵母菌顺序发酵提取工艺后，稳定性较差的花色苷仍然保持活性，在抗氧化、抗敏、抗皱、抑菌方面的功效都优于一般的金银花水提液。

（2）发酵促进活性成分富集与功效提高

现代发酵技术因其能够富集有效成分和提高产品功效等作用在植物性原料开发方面有着广阔前景。

1）中药原料

灵芝具有抗氧化、延缓衰老、抗皱、美白等护肤作用。有研究利用灵芝深层培养液与成膜剂、润滑剂等多种天然添加剂复配，制备了具有保湿增效功能和抗皱美白功能的护肤品。实验表明，灵芝深层培养液能提高皮肤屏障结构物的锁水功能，增加皮肤角质层的含水量，具有保湿增效作用。有学者研制具有抗衰老功效的发酵灵芝护肤霜，34例受试者连续使用12周后显示，皮肤水分含量显著增加，皮肤光泽度、白度、弹性得到提高，面部皱纹减少，说明发酵灵芝护肤霜具有良好的抗衰老功效。此外，灵芝菌丝体发酵液中，与美白相关的灵芝三萜、多糖等多种功能性成分显著富集，对DPPH的清除率为40.50%，超氧阴离子清除率为20.96%，酪氨酸酶抑制率为42.40%，其美白和抗氧化活性具有良好的稳定性。

铁皮石斛作为一种天然植物和传统的名贵中药材，已经越来越多地应用到化妆品中。例如，将铁皮石斛茎提取物应用于脂质体乳液中，所得化妆品理化性质稳定，对皮肤无刺激，在涂抹吸收后能迅速增加皮肤水分含量，在2h内有较强的短期保湿性能，多次使用能提升皮肤的持久保湿性能。研究显示，铁皮石斛发酵后的总抗氧化能力、清除DPPH及ABTS自由基能力均有所提高，SOD的活性也大幅提高至8623.8U/L。以铁皮石斛粗多糖水提液为原料，采用6种常用菌种（酿酒酵母、面包酵母、米曲霉、红曲霉、植物乳杆菌、保加利亚乳杆菌）进行纯种发酵。在6种菌种发酵产物中，经面包酵母发酵后的发酵产物中多糖的平均分子量最小，表现出来的抗氧化活性最强，对DPPH自由基、羟自由基、ABTS自由基的清除率依次为29.5%、38.2%和31.2%。铁皮石斛发酵后游离总酚含量的升高也是其抗氧化性能提升的重要原因。石斛花发酵后的总酚含量达到3.49mg/ml，超氧自由基清除能力、羟自由基清除能力和还原力分别提高了14.4%、5.1%、67.7%。此外，铁皮石斛还可以调节皮肤菌群。其发酵产生的短链脂肪酸如乳酸、乙酸、丙酸等，可降低皮肤表面pH值，对致病菌如沙门菌、大肠埃希菌等有抑制作用。发酵过程中产生的花色苷能抑制大肠埃希菌、金黄色葡萄球菌等微生物的生长。

羊肚菌为羊肚菌科真菌羊肚菌 *Morchella esculenta*（L.）Pers.、小顶羊肚菌 *Morchella angusticeps* Peck.、尖顶羊肚菌 *Morchella conica* Pers.、粗柄羊肚菌 *Morchella crassipes*（Vent.）Pers.、小羊肚菌 *Morchella deliciosa* Fr. 等的子实体。发酵后的羊肚菌发酵液中氨基酸总量可达0.21g/100g，且氨基酸相对分子量变小，更容易被皮肤吸收。$L-$精氨酸可以提高皮肤保湿效果，亮氨酸能促进皮肤组织愈合与再生，丝氨酸可增强表皮细胞活力和保湿能力，延缓皮肤衰老。此外，羊肚菌发酵液中含有多种维生素，其中包括维生素B_3。维生素B_3可以有效抑制黑色素颗粒的形成以及黑色素颗粒向表皮细胞移动，抑制黑色素向角质细胞的传递，也可促进表层皮肤已经存在黑色素的代谢，还可以促进表皮胶原蛋白的合成，改善肤质。

天山雪莲为菊科风毛菊属多年生草本植物，是新疆特有的名贵中药材。天山雪莲多糖既可以修复皮肤屏障功能，又能用于调节皮肤免疫。微生物的生物转化可以将原有的植物多糖转化成活性更高的新型发酵多糖。有研究筛选能够提升天山雪莲发酵多糖产量和护肤功效的菌株，综合活菌数、多糖产量以及细胞和动物模型的护肤功效，发现罗伊氏乳杆菌CCFM8631菌株是发酵天山雪莲粗多糖的最适宜菌株。

2）食物原料

以糙米作为原料制成发酵滤液后，其主要成分为多种氨基酸、有机酸、小分子多肽等活性物质，在护肤领域具有极高的潜在应用价值。有研究发现，嗜酸乳杆菌发酵脱脂米糠24h时，可溶性酚类物质含量最高提高了33%。斑马鱼实验发现，糙米发酵滤液能够抑制皮肤水分流失、黑色素生成及中性粒细胞聚集，促进尾鳍再生。人体试验发现，含有糙米发酵滤液的样品在8h内可使皮肤含水量提高29.99%，并显著降低皮肤经皮水分散失；长期功效测试中，皮肤含水量和经皮水分散失在连续使用测试产品2周及4周后显著改善，皮肤含水量分别提升了44.64%和53.80%，经皮肤水分散失分别改善了15.00%和25.86%；皮肤油脂含量随使用时间呈降低趋势，2周可改善34.29%，4周改善值达39.91%，表明含有糙米发酵滤液的样品具有良好的保湿、修复、控油功能，可以调节皮肤水油平衡，具有良好的短期和长期护肤效果。此外，有学者研制了由酵母菌/大米发酵滤液、乳酸菌发酵产物溶胞物、二裂酵母发酵产物溶胞物、嗜热栖热菌发酵产物4种发酵物组合物组成的护肤品。其中，酵母菌/大米发酵滤液中富含的α-酮戊二酸（ALPHA-KG）是抗衰的主要功效成分，乳酸菌发酵产物溶胞物，能促进皮肤的生长和更新，维护并修复皮肤的屏障功能，二裂酵母发酵产物溶胞物可以调动细胞天然DNA修复机制，嗜热栖热菌发酵产物能够促进胶原蛋白及弹性蛋白的生成。

燕麦应用于化妆品中可作为良好的天然乳化剂和稳定剂，可在皮肤上形成透明、有弹性、透气的薄膜，能有效隔绝环境中有害物质对皮肤的侵害，其大分子结构能充分锁住水分，防止水分流失，具有高效保湿性。以燕麦作为培养基，通过双向发酵法提取燕麦中的β-葡聚糖。结果显示，燕麦发酵后细胞毒性明显降低，Ⅰ型胶原蛋白含量相对升高，基质金属蛋白酶（MMP-1）含量相对降低，证明发酵后的抗衰老功效得到增强。以燕麦为发酵底物，接种双歧杆菌进行厌氧发酵，获得发酵液，然后向发酵液中接种酵母菌进行有氧发酵，最终获得燕麦发酵提取物。发酵物中含有丰富的燕麦β-葡聚糖、谷胱甘肽、氨基酸、乳酸、总酚、皂苷和黄酮等多种活性成分。添加1%燕麦发酵提取物的乳液比基质乳液的保湿性能更好。这说明燕麦发酵提取物添加到乳液中可以提高皮肤水分含量，增强皮肤屏障功能，从而更好地发挥保湿功效。

葡萄籽提取物具有很好的抗炎、美白、延缓衰老等功效，通过外用葡萄籽提取物可减少皮肤中的日晒损伤细胞数和P53蛋白阳性细胞数。以葡萄籽为原料，利用红酒酵母对葡萄籽进行发酵得到葡萄籽发酵液，可显著提升提取液中蛋白质和多糖等活性成分的含量。发酵液与水提液清除自由基的能力之间存在显著性差异。

绿豆富含蛋白质和黄酮，被广泛应用于化妆品中。高浓度的富硒绿豆发酵液对DPPH和ABTS自由基的清除率分别为96.87%和99.66%，一定质量浓度的富硒绿豆发酵液可以使小鼠黑色素瘤细胞中的黑色素明显减少，并通过受试者皮肤实验验证了其在人体上具有优异的抗衰、美白和保湿的效果。

（3）发酵降低成分毒性

红参具有抗氧化的作用，但其具有免疫刺激活性，容易引起皮肤过敏、中毒等。研究发现，发酵红参对酪氨酸酶活性和弹性蛋白酶活性的抑制比未发酵的红参效果更好。在皮肤致敏试验中，发酵红参的刺激致敏率明显低于未发酵红参。经过微生物发酵技术进行生物转化，可以降低原来有毒物质的毒性，确保使用的安全性。

2. 生物发酵合成护肤成分

随着合成生物学和代谢工程技术的快速发展，胶原蛋白、神经酰胺、熊果苷、四氢嘧啶、透明质酸等一系列化妆品有效成分的生产方式已经逐渐被产率更高、环境更友好的生物工程技术取代。

透明质酸（hyaluronic acid，HA）可保持皮肤滋润光滑、细腻柔嫩、富有弹性，具有防皱、抗皱、美容保健和恢复皮肤生理功能的作用。微生物发酵法通常选用链球菌进行生物发酵HA，目前所用培养基最常用碳源是葡萄糖，氮源是酵母膏，在发酵液中添加一定量的谷氨酸和精氨酸，可以提高HA的产量。透明质酸合成酶（hyaluronan synthase，HAS）是HA合成途径中的关键酶，HAS合成HA的相对分子质量受合成过程中前体短糖链的浓度、底物浓度及二者与HAS浓度比例的影响，因此在发酵过程中可通过控制中间发酵产物来控制HA的相对分子质量，高分子量HA具备优异的细胞保护功能。发酵条件也是影响HA的产量和相对分子质量的关键因素，适宜的发酵条件不仅有利于菌体的生长，而且可以提高微生物对底物的利用能力，使代谢向着有利于产物合成的方向进行。

3. 发酵菌类调节皮肤微生态

通过发酵技术获得的活菌体、益生菌发酵溶胞物或代谢产物可以调控皮肤微生态平衡，抑制病原菌在皮肤表面的过度定植。含有活罗伊氏乳杆菌DSM17938的益生菌产品作为一种新型外用化妆品软膏，其有效成分可起到保湿肌肤，改善肌肤干燥，减少瘙痒，恢复受损屏障的功能。表皮葡萄球菌利用甘油、蔗糖或聚乙二醇等发酵产生短链脂肪酸（如乙酸、丁酸、乳酸和琥珀酸），对痤疮丙酸杆菌有抑制作用，并且通过降低所需的抗生素剂量可以避免产生痤疮耐药性的风险，以维持皮肤微生物群的稳态。植物乳杆菌APsulloc 331261的发酵裂解液在10μg/ml浓度下可使表皮葡萄球菌的生长增加12%，使铜绿假单胞菌的生长减少了38.5%，可在美容产品中用于控制皮肤微生态平衡。SymReboot L19是乳杆菌与麦芽糊精的发酵产物，应用于皮肤表面时可调节微生物群和加强屏障功能。

由此可见，利用发酵技术开发的益生菌、益生元或后生元等微生态化妆品多具有舒缓、抗菌等作用，对于调整皮肤微生态平衡具有显著作用。

4. 微生物发酵产物开发防腐剂

采用鼠李糖乳杆菌为发酵培养菌株，在特定生长培养基中进行鼠李糖乳杆菌发酵并提取抗菌活性物，该提取物对大肠埃希菌、金黄色葡萄球菌及铜绿假单胞菌有较强的抑制作用，同时对白念珠菌及黑曲霉有抑制作用。将提取物用于护肤乳液，添加5%提取物的乳液对大肠埃希菌、金黄色葡萄球菌及铜绿假单胞菌具有显著抑制能力，且对白念珠菌及黑曲霉具有抑制作用，能达到美国药典（United States Pharmacopoeia, USP）<51>的抑菌效率标准，可以代替日化护肤品中的合成防腐剂或减少合成防腐剂的使用量。

（张　囡　翟华强　谢宇端　黄正德　杨　敏　赵茂龙）

参考文献

［1］ 孙文腾. 葡萄酒传统酿造工艺与现代工艺的结合方式研究［J］. 食品安全导刊, 2022（05）: 130-132.

［2］ 李新月, 董燕, 张卫, 等. 浅述黄酒的药用历史与现代研究［J］. 中国食品药品监管, 2022（10）: 116-123.

［3］ 吴云霞, 耿敬章, 王志男, 等. 基于文献计量的黄酒研究现状分析［J］. 食品工业科技, 2022, 43（21）: 327-335.

［4］ 吴云霞, 李冬琴, 耿敬章, 等. 黄酒功能因子及功能性黄酒研究进展［J］. 食品研究与开发, 2022, 43（04）: 219-224.

［5］ 杨丕琼, 许文徽, 陈杉艳, 等. 从云南普洱茶兴起看黑茶产业发展［J］. 云南农业科技, 2022（05）: 4-7.

［6］ 杨庆华, 张亚飞, 田晓静, 等. 谷物发酵产品的营养功能提升与益生功能研究进展［J］. 食品与发酵工业, 2022, 48（17）: 304-312.

［7］ 张木兰, 李森. 红曲"成分-药理-中药功效-疾病"研究进展及关联分析［J］. 亚太传统医药, 2022, 18（09）: 215-220.

［8］ 谢思静, 曹冬英, 黄泽豪, 等. 建神曲发酵工艺历史沿革研究［J］. 药学研究, 2022, 41（07）: 458-461.

［9］ 孙梦梅, 王瑞生, 张振凌, 等. 基于指纹图谱及化学计量学研究不同发酵程度建曲中成分变化［J］. 中草药, 2022, 53（14）: 4340-4349.

［10］ 舒波, 余金洪, 王涛. 半夏曲发酵机制及主要优势真菌的发酵功能研究［J］. 中草药, 2022, 53（10）: 3022-3031.

［11］ 马书伟, 李春玲, 周鸿, 等. 淡豆豉炮制过程中黄曲霉毒素含量的动态变化规律分析［J］. 中国医院药学杂志, 2022, 42（21）: 2216-2219, 2229.

［12］ 马晶鑫, 郭金洲, 陈海宁, 等. 淡豆豉异黄酮通过PPARγ/LXRα/ABCA1信号通路改善动脉粥样硬化小鼠脂质代谢的作用［J］. 中国实验方剂学

杂志，2022，28（11）：110–118.

[13] 陈思软，赵姣娇，孔德志，等. 基于网络药理学和实验验证探究胆南星对癫痫的作用机制［J］. 药学学报，2022，57（04）：1031–1043.

[14] 曾平，闫玉梅，郁红礼，等. 胆南星拮抗热性惊厥模型小鼠脑组织损伤及炎症的作用研究［J］. 南京中医药大学学报，2022，38（06）：520–526.

[15] 史丛晶，邓雅方，张志宏，等. 胆南星对四氯化碳致小鼠急性肝损伤的保护作用及机制研究［J］. 中国药房，2022，33（23）：2835–2839.

[16] 李清清，刘志斋，张洁，等. 中药药用活性成分的生物合成研究进展［J］. 中成药，2022，44（11）：3603–3608.

[17] 马腾飞. 微生物合成萜烯的研究进展［J］. 中国酿造，2022，41（04）：20–26.

[18] 张宇航，陈旺，冯自立，等. 淫羊藿黄酮苷类化合物生物转化的研究进展［J］. 中国药房，2022，33（12）：1525–1529.

[19] 刘锋，曹冬英，徐伟，等. 淡豆豉发酵过程总黄酮和多糖含量动态分析［J］. 中医药导报，2022，28（01）：45–48.

[20] 李倩，于丹，国立东，等. 微生物发酵转化皂苷类化合物机制的研究进展［J］. 中草药，2022，53（22）：7264–7278.

[21] 樊精敏，白瑞斌，王艳，等. 酵母发酵鲜党参中多糖的提取及免疫活性研究［J］. 中国现代应用药学，2022，39（19）：2444–2450.

[22] 刘莹，郭二燕，冯锋，等. 曲类中药发酵炮制研究进展［J］. 中国现代应用药学，2022，39（10）：1371–1381.

[23] 刘玉洁，董丽婷，罗灿，等. 枯草芽孢杆菌LY–05发酵玉竹产水溶性多糖工艺优化及其抗氧化活性研究［J］. 食品工业科技，2022，43（03）：212–221.

[24] 屈青松，周晴，石艳双，等. 乳酸菌发酵中药功能及其增效机制的研究进展［J］. 环球中医药，2022，15（09）：1707–1715.

[25] 熊艳霞，董梦依，刘文君，等. 现代中药发酵研究现状及思路［J］. 中国当代医药，2022，29（28）：33–37.

[26] 李艳，侯媛芳，伍永富，等. 一测多评法同时测定六味地黄丸中8种成

分［J］.中成药，2022，44（05）：1405-1410.

［27］路立峰，张媛媛，李振兴，等.葛根芩连汤药效物质基础及质量控制研究进展［J］.中成药，2022，44（10）：3239-3243.

［28］李津，宋强，高铁祥.葛根芩连汤发酵液对T2DM大鼠氧化应激的影响［J］.光明中医，2022，37（05）：789-793.

［29］樊晶，秦晓光，文新.针刺联合化风丹治疗风痰阻络型面肌痉挛的疗效观察［J］.中医药信息，2022，39（12）：67-71.

［30］樊玉香，郭电渠，王满利.化风丹联合丙戊酸钠治疗癫痫的临床研究［J］.现代药物与临床，2022，37（05）：999-1003.

［31］许岩，李丝雨，李亚楠，等.化风丹联合基础方案治疗中风有效性和安全性Meta分析［J］.中国药业，2022，31（08）：112-116.

［32］蔡宝国，王前程，管世敏，等.菟丝子益生菌发酵提取物的活性［J］.香料香精化妆品，2022，193（04）：52-57.

［33］李慧，李晓琳，李金龙，等.自然发酵面团中分离的发酵乳杆菌对高脂饮食小鼠的降血脂作用［J］.现代食品科技，2022，38（09）：52-59.

［34］宋诗颖，林雨蝶，周罗娜，等.红曲发酵夏秋茶菌种筛选及基质适生性研究.食品科技，2022，47（10）：62-69.

［35］周玉平，乔宏萍，苏瑞军，等.发酵中药渣对小麦幼苗生长及抗氧化性能的研究［J］.太原师范学院学报：自然科学版，2022，21（02）：62-65.

［36］王鑫源，董晓雪，张莹，等.中草药替代抗生素在猪生产中的应用研究进展［J］.黑龙江畜牧兽医，2022（17）：42-45，51.

［37］牛俊刚，邵国平.发酵红参原液在抗氧化、美白和改善皱纹方面的应用［J］.中国化妆品，2022（Z1）：114-118.

［38］屠亚东.微生物发酵技术在食品领域中的应用分析［J］.现代食品，2022，28（15）：33-35.

［39］窦伟峰，胡培泓，李会晓.微生物发酵工程在食品中的应用［J］.食品安全导刊，2022（15）：152-154.

［40］匡小波.发酵工程技术在食品开发中的应用［J］.现代食品，2022，28（20）：114-116.

［41］杨大贺，卢富山，白银玉，等. 发酵中草药在畜禽生产中的应用研究进展［J］. 食品与发酵科技，2022，58（05）：107-110.

［42］肖智元，何思琦，李影，等. 中药黄芩废渣在动物饲料上的开发与应用［J］. 中南农业科技，2022，43（02）：144-146，150.

［43］何维敏，况世昌，李筱雯，等. 发酵中药微生态制剂对断奶仔猪肠道结构、肠组织基因表达及肠道菌群的影响［J］. 湖北农业科学，2022，61（16）：137-141，146.

［44］张石建，周迎春. 中药复方对泌乳牛生产性能和瘤胃发酵参数的影响［J］. 中国乳业，2022（11）：42-46.

［45］赵寿培，刘泽，程素彩，等. 发酵中药对夏季育肥羔羊生长性能和免疫性能的影响［J］. 中国兽医学报，2022，42（07）：1489-1498.

［46］张春杰. 发酵中药对蛋鸡生产性能及蛋品质的影响［J］. 饲料研究，2022，45（11）：42-45.

［47］黄李蓉，黄颖妍，王迪，等. 日粮添加不同水平发酵中草药对蛋鸡后期生产性能和蛋品质的影响［J］. 饲料研究，2022，45（16）：39-43.

［48］任姝静，陆震，颜欢，等. 糙米发酵滤液的护肤功效研究［J］. 中国化妆品，2022（07）：65-69.

［49］周芷珊，刘海军，亓玉锋. 燕麦发酵提取物在化妆品中的应用研究［J］. 广东化工，2022，49（20）：59-61，55.

［50］范梦琦，李响，魏少敏. 从皮肤微生态与化妆品看发酵技术的应用［J］. 日用化学品科学，2022，45（02）：43-46，51.

55检